Heinrich Zeeden

HOM KIN für Säuglinge, Kinder und Jugendliche in der Pubertät

Haftungsausschluss und allgemeiner Hinweis zu medizinischen Themen

Der Inhalt dieses Buches ist ausschließlich zu Informationszwecken bestimmt. Er richtet sich an Heilpraktiker, Ärzte, an alle Personen im medizinischen Berufen, Psychotherapeuten, Tierärzte, Zahnärzte, Tierheilpraktiker, Tiertherapeuten und medizinische Laien und alle übrigen Personen, die an den Themen Naturheilkunde und Homöopathie interessiert sind.

Alle gesundheitsbezogenen Ratschläge, die in diesem Buch zu lesen sind, wurden mit bestem Wissen und Gewissen und großer Sorgfalt erstellt.

Wie jede Wissenschaft ist die Naturheilkunde ständigen Entwicklungen unterworfen. Forschungen und klinische Erfahrungen erweitern unsere Kenntnisse, insbesondere was Behandlungen und medikamentöse Therapie anbelangt. Soweit in diesem Buch eine Dosierung oder eine Applikation erwähnt wird, darf der Leser zwar darauf vertrauen, dass Autor und Verlag große Sorgfalt darauf verwandt haben, dass diese Angaben dem Wissensstand der Fertigstellung des Werkes entspricht, aber für Angaben über Dosierungsanweisungen und Applikationsformen kann vom Autor und Verlag jedoch keine Gewähr übernommen werden. Ggf. müssen Dosierung und homöopathische Potenz in jedem einzelnen Fall ausgetestet werden.

Alle angegebenen Dosierungen und Applikationsformen wurden mit großer Sorgfalt nach dem derzeitigen Wissensstand angegeben und beruhen, sofern vorhanden, auf wissenschaftlichen Erkenntnissen. Sind keine wissenschaftlichen Informationen über bestimmte Verfahren verfügbar, beruhen die Empfehlungen auf Erfahrungen.
Die Informationen in diesem Buch können und sollen selbstverständlich keinen Arzt, Heilpraktiker oder Apotheker ersetzen. Medizinische Laien sollten nicht versuchen, jede auftretende oder bestehende Erkrankung selbst zu diagnostizieren und zu heilen.

Die Nutzung dieses Buches erfolgt auf eigene Gefahr und auf eigenes Risiko. Jede Dosierung oder Applikation erfolgt auf eigene Gefahr des Nutzers. Für Schäden oder Unannehmlichkeiten jeglicher Art, die durch den Gebrauch oder Missbrauch der hier zur Verfügung gestellten Informationen entstehen, kann der Autor weder direkt noch indirekt zur Verantwortung gezogen werden. Autoren und Verlag appellieren an jeden Benutzer, auffallende Ungenauigkeiten in diesem Buch dem Verlag mitzuteilen. Geschützte Warennamen werden nicht immer besonders kenntlich gemacht. Aus dem Fehlen eines solchen Hinweises kann also nicht geschlossen werden, dass es sich um einen freien Warennamen handelt.

Hinweis im Sinne des § 3 HWG

Bei den hier vorgestellten Methoden handelt es sich um Verfahren der alternativen Medizin, die naturwissenschaftlich-schulmedizinisch weder nachgewiesen noch anerkannt sind. Die genannten feinstofflichen Methoden sind wissenschaftlich in Deutschland noch nicht anerkannt. Sie werden von der Schulmedizin als nicht notwendig eingestuft, da sie die Existenz der Feinstofflichkeit ablehnt.

Die Kinesiologie gehört seit 50 Jahren zu den weltweit bewährten Beratungsmethoden. Ähnlich wie die Homöopathie, die Akupunktur und andere Verfahren der alternativen Methoden gilt sie schulmedizinisch noch nicht als wissenschaftlich allgemein anerkannt.

Homöo – Kinesiologie für Kinder

von der Zeugung bis zur Pubertät

ct

Poelring 26, 23560 Lübeck

Bildnachweis:
Fotomontage Cover: Kinder aus aller Welt
Rückseite: Foto von Heinrich Zeeden

Bibliografische Information der Deutschen Nationalbibliothek:
Die Deutsche Nationalbibliothek verzeichnet diese Publikation in der Deutschen Nationalbibliografie; detaillierte bibliografische Daten sind im Internet über dnb.dnb.de abrufbar.

ISBN 978-3-933036-42-1

Gesamtherstellung: ctv-verlag.de

Neue Bücher von Heinrich Zeeden:
www.ctv-verlag.de/buecher/buecher-von-heinrich-zeeden

Kontaktadresse Produktsicherheit:
ctv - carsten tomkewicz verlag, Henriette-Hirschfeld-Str. 11, 23562 Lübeck
Telefon: 0451-7062772, E-Mail: info@ctv-verlag.de, Internet: www.ctv-verlag.de
Ansprechpartner: Carsten Tomkewicz

Auflagennummer: hom-kin kinder / 2026-09 - 01

Dieses Buch
ist allen werdenden Eltern
und deren Kindern gewidmet.

Mögen alle Eltern
sorgsam mit der Zukunft
des Planeten umgehen.

Kinder sind unsere Zukunft!

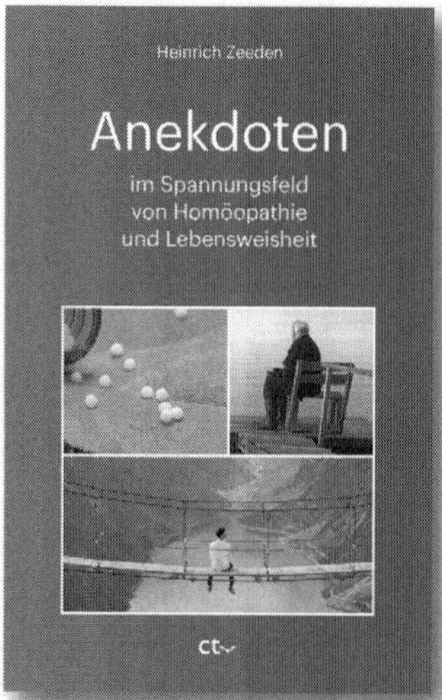
Heinrich Zeeden
Anekdoten
im Spannungsfeld
von Homöopathie
und Lebensweisheit
ctv

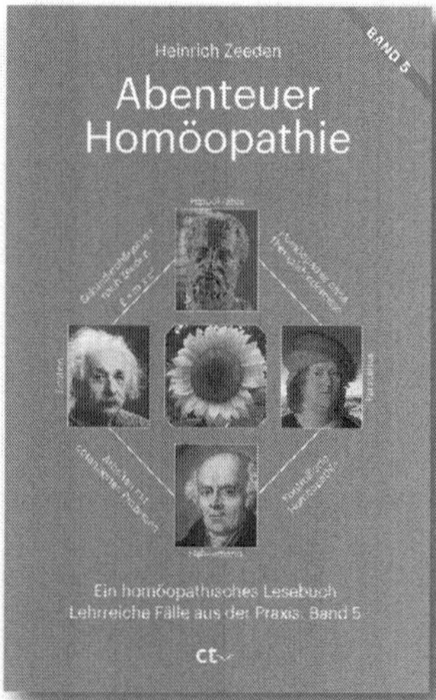
Heinrich Zeeden
BAND 5
Abenteuer
Homöopathie
Ein homöopathisches Lesebuch
Lehrreiche Fälle aus der Praxis. Band 5
ctv

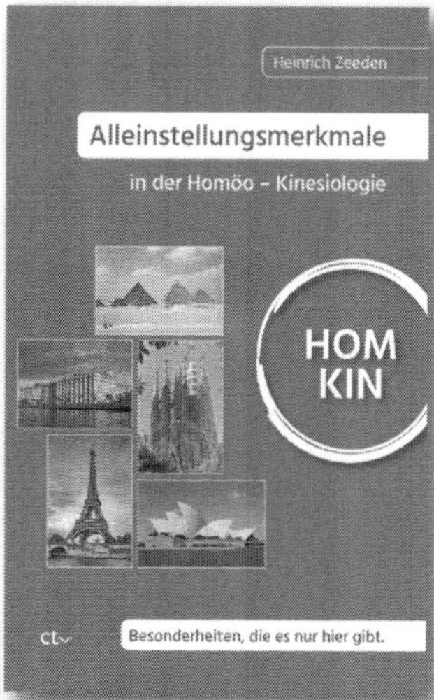
Heinrich Zeeden
Alleinstellungsmerkmale
in der Homöo – Kinesiologie
HOM
KIN
ctv
Besonderheiten, die es nur hier gibt.

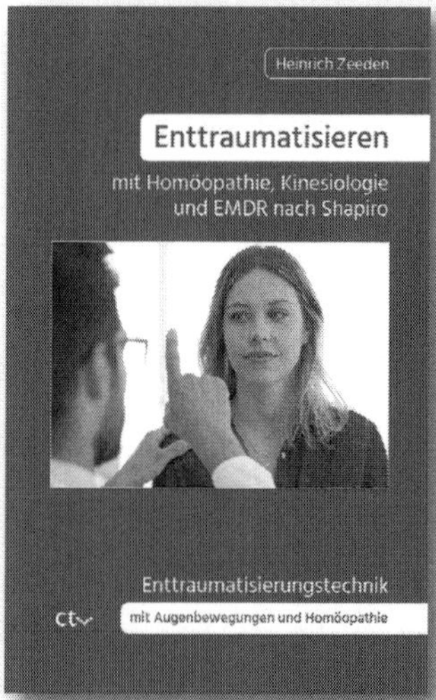
Heinrich Zeeden
Enttraumatisieren
mit Homöopathie, Kinesiologie
und EMDR nach Shapiro
Enttraumatisierungstechnik
ctv
mit Augenbewegungen und Homöopathie

2023 bis 2026 erschienen:

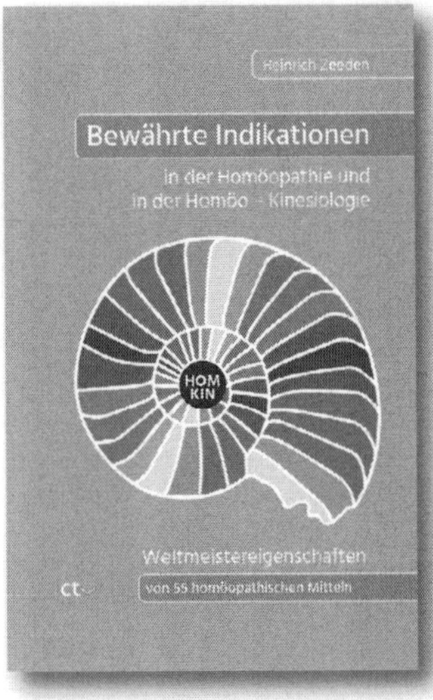

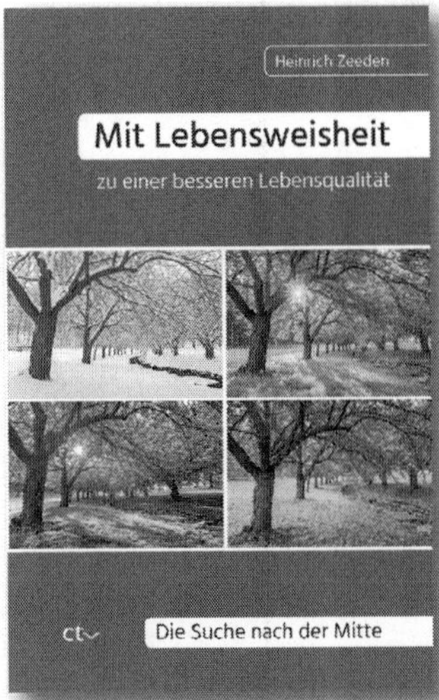

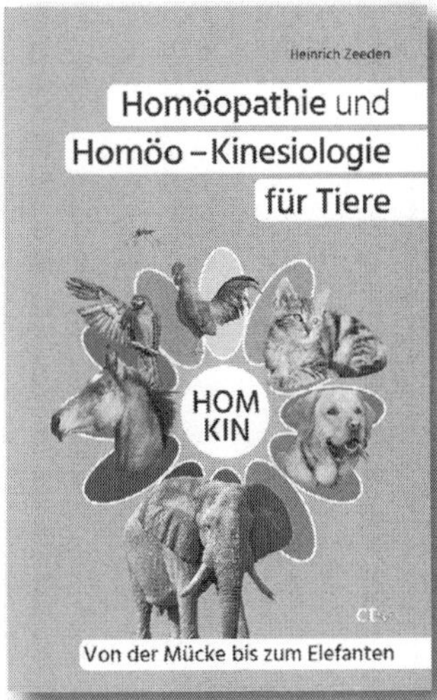

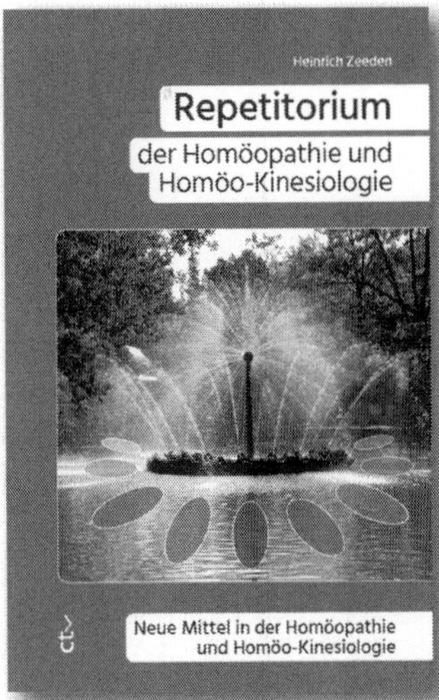

Überarbeitete Neuauflage

2023 bis 2026 erschienen:

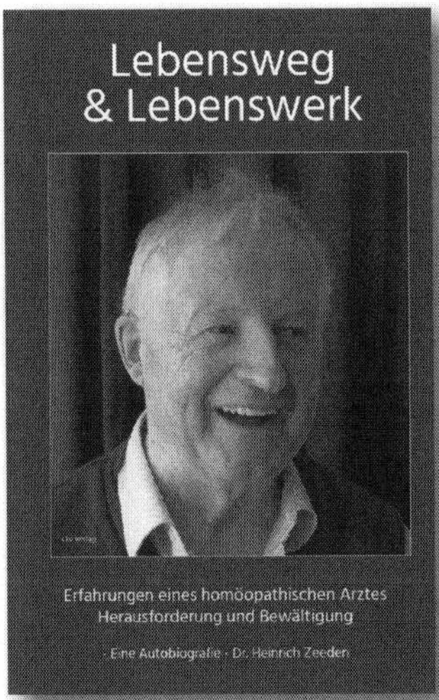

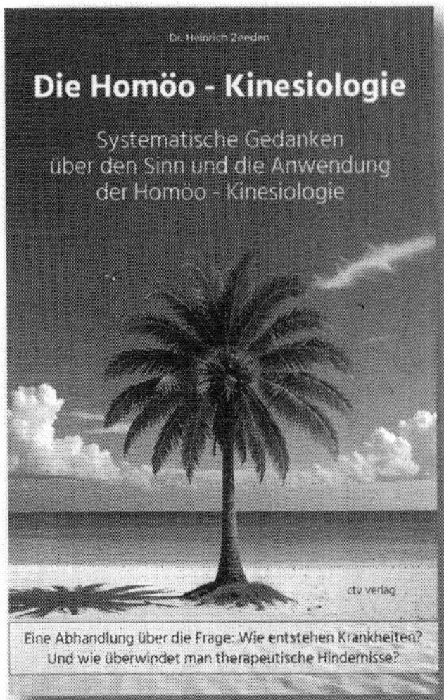

Überarbeitete Neuauflage

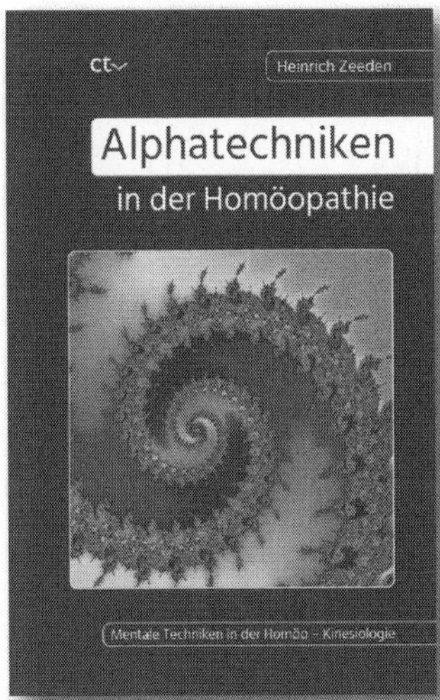

Überarbeitete Neuauflage

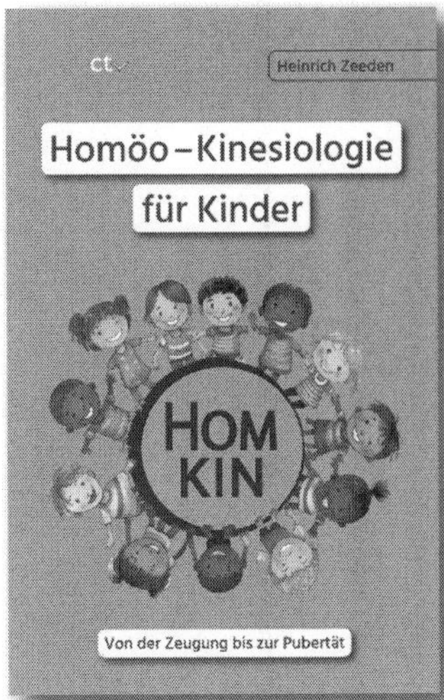

Inhaltsverzeichnis

Einleitung

„Hallo, lieber Heinrich!
Diese unvollständigen Vorschläge für das Kinderbuch wollte ich dir schon lääängst mal geschickt haben, bin aber immer von abgekommen, wegen der Erstellung der BASIS Komplexlisten und den Nachkorrekturen der 3 Bücher Spiral-, Printbuch und des Repetitoriums. Dieses unten eingefügte Inhaltsverzeichnis ist in einem Moment des Ideenflusses vor ein paar Wochen entstanden, als ich dir von dem Vorschlag für das Kinderbuch geschrieben hatte."

Das war die Email, die das Buch HOM KIN für Kinder auslöste. Veronika hatte mich auf diese „Buchlücke" aufmerksam gemacht, mir schon mal ein Inhaltsverzeichnis geschickt, das ich jetzt nur noch mit Text bestücken sollte, und schon wäre das Buch fertig.
Es hat dann noch von Januar bis Oktober gedauert, bis ich sieben Nächte gefunden habe, in denen das Buch entstehen durfte.

In Grächen, im Kanton Wallis, wo ich Ende September 2025 einen Kurs geben durfte, wurde in meiner Ferienwohnung um 23 Uhr das WLAN abgeschaltet, sodass ich meiner gewohnten Nachtarbeit, Mails abzuarbeiten, nicht nachgehen konnte. Das war der zweite Start für das Buch, da ich dachte, zum Schlafen ist es noch zu früh, ich könnte ja das nächste Buch beginnen. So kam es, dass zwei Nächte in Grächen, fünf Nächte in Haltern dazu geführt haben, die wichtigsten Gedanken über die Frühzeit des Menschen und das Kindesalter zusammenzustellen.

Fast war es so, als ob Zufälle das Leben regieren würden.

Der Abschnitt des Lebens, der uns am meisten prägt, konditioniert und formt, ist die Zeit im Bauch der Mutter und die Zeit der frühesten Kindheit.
Die Erfahrungen, die wir in diesem Zeitraum machen, prägen uns fürs Leben. Die Entwicklung, die mit der Identifizierung mit der Mutter, der Nachahmung der Eltern und später der Nachahmung unserer Zeitgenossen einhergeht, formen unsere spätere Persönlichkeit, im Guten wie im Schlechten. Traumata, die aus dieser Zeit stammen, sollten sorgfältig unter die Lupe genommen und aufgelöst werden. Negative Erfahrungen, die zu hinderlichen Glaubenssätzen führen, wie „ich bin nicht gut genug", können in dieser Zeit entstehen und werden dann später, falls die Umstände günstig sind, aufgelöst und durch konstruktive, befreiende Glaubenssätze ersetzt.

Eine Arbeit, die zur Zufriedenheit und Lebenserfüllung führt.

Hier sollen also Ursachen und Wirkungen, therapeutische Ansätze und Lösungen dargestellt werden. Durch die Einfachheit der Sprache soll der Weg zu diesen Erkenntnissen für alle zugänglich werden. Da die Homöo - Kinesiologie einen wesentlichen Beitrag zur Lösung von Problemen beitragen kann, wird das Buch HOM KIN für Kinder genannt.

Vorwort von Veronika Hagestedt

Ab 1987 wäre dieses Buch in den Bereichsthemen Schwangerschaft, Kids & Co für uns, als Eltern von drei Söhnen, ein wahrhaftiger Retter gewesen.

Ich freue mich riesig über Dr. Zeedens perfekte Umsetzung einer HOM KIN Kinderbuchidee und dass uns hier somit jetzt ein großartiges Nachschlagewerk vorliegt, welches Eltern ab der Familienplanung und darüber hinaus jahrelang griffbereit liegen haben sollten, um es am Ende dann ihren heiratenden Kindern auch gleich weitervererben zu können - warum?

Weil dieses HOM KIN Buch ein Familienbegleiter für fast alle anfallenden und auftretenden Themen und Probleme ab Familiengründung ist.
Übersichtlich aufgelistet beginnend mit dem Bereich Kinderwunsch und Zeugung, über Schwangerschaft und Geburt, hin zu Säuglings- und Kleinkindalter mit ihren Erkrankungen sowie Schulthemen, und ja, auch über die kniffligen Phasen der Pubertät bis hin zu dem Moment, in dem der Weg zur Berufswahl ernsthaft beginnt. Dies alles unter Einbezug der HOM KIN Mittel und auch homöopathische Einzelmittel werden lösungsorientiert aufgelistet.

Die Themen in diesem Buch sind so vielfältig, wie ein Familienleben bunt ist, wo Herausforderungen stets tägliche Begleiter sind. Zusätzlich sind zur Veranschaulichung der HOM KIN Anwendung einige interessante Fallbeispiele mit eingebracht.

Es ist Dr. Zeeden und seiner Tochter Dr. Wolff wieder einmal - in einer schon weit bekannten Vater - Tochtergemeinschaft, meisterhaft gelungen, klassische Themen, Probleme und häufig beklagte Beschwerden in physischen und psychischen Bereichen von Eltern und ihren Kindern im Familienleben aufzuzeigen und hierzu jeweils die optimalen HOM KIN Lösungen zu bieten.

Neben klassischen homöopathischen Einzelmitteln werden auch die jeweils passenden HOM KIN Komplexmittel aufgelistet, welche einzeln angewendet schon weite Bereiche einer spezifischen Symptomatik abdecken und diese mit dem Stirnstrich schnell appliziert werden können. Was könnte hier als Anwendungsform passender sein, wo doch der Zeitfaktor eines ausgefüllten Familienalltags Kompliziertes, Umständliches und Langwieriges zur Problemlösung oft nicht zulässt. Mit der HOM KIN bekommt man eine praktische und pragmatische sofort umsetzbare homöopathische Hilfe an die Hand - ein wahrer Lichtpunkt in einem herausfordernden Familienalltag.

Möge dieses Buch ein kleiner, wertvoller, leicht anwendbarer HOM KIN Werkzeugkoffer für Eltern und ihre Kindern, Therapeuten, Ärzte und allen Interessierten sein und dessen Anwendung zu mehr Wohlbefinden, Lebensqualität und auch zu großartigen Heilerfolgen führen kann.

Veronika Hagestedt,
Ganderkesee 22.12.2025

Die vier Eingangstore zum Leben

Tatsächlich scheint es vier Eingangstore zum Leben zu geben, die uns in besonderer Weise prägen und uns begleiten, weil wir sie normalerweise nicht abschütteln können.
Es sind gewissermaßen die Kainsmale, die wir eingeprägt bekommen, und die unsere Rahmenbedingungen für dieses Erdenleben symbolisch, virtuell, vielleicht aber auch sehr real bestimmen.
Diese Rahmenbedingungen werden durch vier schwer wiegende Ereignisse erzeugt.

Die Zeugung, die Geburt, das Geburtsdatum und der Name.

Mit diesen Bedingungen leben wir Tag für Tag, bis zu unserem Tod. Falls eines dieser Tore beschädigt ist, begleitet und beeinflusst diese potenzielle Schädigung uns jeden Tag aufs Neue, ohne dass wir uns dieser Beeinträchtigung bewusst werden.

Die Zeugung

Findet eine Zeugung nicht mit der gegenseitigen Liebe von Vater und Mutter und auch ohne Kinderwunsch statt, kommt es bei einer Zeugung zu jeder Menge Komplikationen. Die Angst, die Frau könnte nach dem Geschlechtsverkehr schwanger werden, und was dann? Die Gedanken an eine Abtreibung, die Frage, ob der Partner noch zur Frau hält, wenn diese ihm die Schwangerschaft eröffnet.

Um einer Zeugung nachträglich noch Licht und Glanz zu verleihen, geben wir **Zeugung D 100 Mio.** als Stirnstrich.

Die Geburt

Dauert eine Geburt zu lange, oder wird eine schnelle Geburt unterbrochen, zum Stillstand gebracht, um dann Stunden oder Tag später weiter geführt zu werden, falls dann nicht noch ein Kaiserschnitt erforderlich wird, diese Komplikationen prägen das Leben des Kindes, das diese Verzögerungen gewissermaßen eingeprägt bekommt. Aus diesen Kindern können dann leicht notorische Zuspätkommer werden.

Kommt die Geburt mit schwachem Arm, gebe ich **Pulsatilla D 100 Mio.** Das kommt so gut wie immer.

Das Geburtsdatum

Bekomme ich beim Test des Geburtsdatums einen schwachen Arm, ist mit dem Datum etwas nicht richtig. Häufig wird das Geburtsdatum manipuliert, damit eine Tochter genau zum gleichen Tag geboren wird wie die Oma oder genau zum 01.01.2000 zur Welt kommt.
Erhalte ich die Information, mit dem Geburtsdatum stimmt etwas nicht, kann ich die Korrektur mit dem Mittel **Horoskopverschiebung D 30** durchführen. Nach dem Stirnstrich kommt das Geburtsdatum mit starkem Arm. Die Verschiebung des Geburtsdatums von einem ungünstigen zu einem günstigen Zeitpunkt ist gelungen.

Die Namensgebung

Nicht immer passt der Name zu dem Kind, das diesen Namen dann lebenslänglich tragen muss. Boris Becker und Steffi Graf, die beiden Tennisweltmeister aus Deutschland, auf die unsere Nation Jahre lang stolz war, und die zu den großen sportlichen Symbolträgern gehörten, waren durch die Begeisterung auch Namensgeber. Nach der Veröffentlichung von Tschingis Aitmatovs Erzählung Dschamilja wurden hunderte von Mädchen nach diesem wunderbaren Liebesroman Dschamilja genannt. Früher waren es in erster Linie die Namen der Vorfahren, die bei einem neugeborenen Kind wiederholt wurden.

Dieser Tage (November 2025) untersuchte ich eine Kollegin auf diese vier Eintrittstore hin. Bei ihr kam der Name mit schwachem Arm. Merkwürdig, das hätte ich kaum gedacht. Bei der Nachfrage berichtete Verana, dass ihr Vater, der zwei Töchter hatte, traurig war, dass sein Name Konikanum nicht weitergetragen werden konnte, weil jetzt auch die zweite Tochter bei ihrer Hochzeit den Namen des Mannes angenommen hatte und somit den Geburtsnamen abgelegt hatte. Bei einem Namen, egal, ob Vor- oder Nachname, kann man mit dem Mittel **Umbenennung D 30** erreichen, dass die Schwächung durch eine Namensgebung aufgehoben wird. In dem oben genannten Fall führte das dazu, dass die Probandin sich leichter und freier fühlte und tiefer atmen konnte.

Abschnitte im Leib der Mutter, der Embryo

Die Zeugung

Unser Leben beginnt mit der Zeugung. Die Vereinigung von Mann und Frau, später von Vater und Mutter, führt den Samen des Vaters zum Ei der Mutter. Nachdem ein Ei befruchtet ist, schließt sich das Ei hermetisch ab, um von keinem anderen Samen mehr zusätzlich befruchtet zu werden. Die Keimzelle ist entstanden, aus dem der zukünftige Mensch wachsen wird.

Diese Zeugung geschieht gewissermaßen in der Wärme des Uterus.

In vitro Fertilisation – die Zeugung im Reagenzglas

Sind Mann und Frau zeugungsunfähig, kommt in der konventionellen Medizin noch die Zeugung im Reagenzglas in Frage. Hierbei werden mehrere Eier befruchtet. Eines wird in den Uterus implantiert, die anderen befruchteten Eier werden in einer Kühltruhe aufbewahrt. Auf diesen gekühlten Vorrat an befruchteten Eiern greift man zurück, falls sich das erste Ei im Uterus nicht entwickeln sollte und nachfolgende Eier eingepflanzt werden sollen. Wenn ein weiterer Kinderwunsch besteht, kann man ebenfalls auf dieses Kontingent von befruchteten Eiern zurückgreifen.

Nach der Devise: „Wir behandeln nur Gefühle" fragen wir uns, wie sich ein Ei in der Kühltruhe fühlt, das dann ggf. nach drei Jahren als zweiter Versuch hervorgeholt wird, um nach dieser „kalten Latenzzeit" in einem mütterlichen Uterus sein Leben zu beginnen.
Wir tun also so, als ob es vorher nicht drei Jahre in einer Kühltruhe gelebt hätte.

In aller Regel können wir diese Retortenbabies später nicht befragen, wie sie sich in den ersten drei Lebensjahren gefühlt haben mögen. Falls sie gefroren haben, würden wir ihnen nachträglich **Silicea D 1000, D 100 Mio.** und **D unendlich** geben, um die Kühlphase nachträglich erträglicher zu machen.

Und was passiert mit den übrigen acht Eiern, wenn zwei Eier (von angenommenen zehn) nun künstlich befruchtet sind und sich in der Wachstumsphase befinden? Zwei Kinder aus der Retorte, und acht, die überzählig sind. Genaugenommen werden sie in irgendeiner Form entsorgt, das heißt, getötet. Auch wenn das grausam klingt, sollten wir wissen, was wir tun. Wir opfern acht Leben, um zwei Leben zu ermöglichen, das wäre die nüchterne Betrachtung. Diese „böse Konsequenz" einer künstlichen Befruchtung hält einige Eltern davon ab, diesen Weg zu beschreiten.

Die uterine Phase

Nistet sich ein Ei in die Uterusschleimhaut ein, wächst es, ähnlich wie ein Tumor, und eröffnet immer mehr mütterliche Gefäße, um sich durch Sauerstoff und Nährstoffe der Mutter über den Mutterkuchen, die Plazenta, zu einem gesunden und funktionstüchtigen Organismus zu entwickeln.
Kommt es zu Abtreibungsversuchen der Mutter, wird der Embryo Todesängste ausstehen, auch wenn er noch so klein ist. Hierfür würden wir zur Nachbehandlung später
Aconit D unendlich wählen, zusätzlich **Trauma Komplex Z**, und, wegen der großen Kränkung, der Ablehnung und der Ungerechtigkeit, um sein Leben kämpfen zu müssen,
Causticum D unendlich. Falls noch Wut und Zorn auf die Mutter hinzukommt, erhält der Mensch später
Chamomilla D unendlich und **Leber Komplex Z**.

Die Geburt

Während und nach der Geburt gibt es viele Klippen, die wohlweislich umschifft werden wollen.

Eine Steißgeburt ist oft eine Indikation zum Kaiserschnitt. Häufig kommt es zu Nabelschnurumschlingungen um den Hals, die für das Kind eine tödliche Gefahr bedeuten, einmal die Erstickung nach der Geburt durch die Abklemmung der Halsgefäße, die Erwürgung. Zum anderen verkürzt sich die Nabelschnur durch die Umschlingungen und es kann zur vorzeitigen Plazentablösung kommen, die Nahrungszufuhr ist abgeschnitten, noch schlimmer, die Sauerstoffzufuhr. Bei einer vorzeitigen Plazentablösung kann es zur unstillbaren Blutung kommen, sodass Mutter und Kind daran sterben können.

Kann ein Kind diese Hindernisse überwinden und überlebt die Strangulation, kann es zur postpartalen Obstipation kommen, der Säugling hat Verstopfung und kann keinen Stuhl produzieren.

Diese lästige Unfähigkeit, die über Jahre persistieren kann, kann als eine Ursache den Schock haben, der mit der Geburt verbunden war – lebensgefährliche Situationen schockieren uns alle – oder es kann eine seltene Erkrankung vorliegen, der Morbus Hirschsprung, ein genetisch bedingtes Fehlen der kleinen Nervenendigungen, die dem letzten Abschnitt des Darmes die Peristaltik, die vorwärtstreibenden Darmbewegungen ermöglichen.

Verstopfung seit Geburt – zwei Patientinnen hatte ich, die diese lästige Problematik über Jahrzehnte mit sich herumschleppten. Die eine bekam **Opium C 1000** und berichtete bei der folgenden Sitzung, die Verstopfung hätte sich gelöst wie ein Sektkorken an Silvester, und seither habe sie keinerlei Probleme mehr mit dem Stuhl, eine andere, die ich in Schleglberg getroffen hatte, berichtete schon am nächsten Tag von einem regelrechten Stuhlgang, den sie seit Geburt, also seit 50 Jahren vermisste.

Hebammen messen nach der Geburt den APGAR Wert, der sich aus fünf Parametern zusammensetzt. APGAR ist die Abkürzung von activity, pulse, grimacy, apperance and respiration. Jede Rubrik bekommt zwischen 0 und 2 Punkten.

Der **Apgar-Score** ist ein standardisiertes Verfahren zur schnellen Beurteilung des Gesundheitszustands von Neugeborenen unmittelbar nach der Geburt. Er bewertet fünf Kriterien: **Atmung**, **Puls**, **Muskeltonus**, **Reflexe** und **Hautfarbe**. Ideale Apgar-Werte liegen zwischen **9 und 10 Punkten**. Werte unter **5 Punkten** können auf eine Lebensgefahr des Babys hinweisen.

Ist ein Kind ziemlich blau gefärbt, bedeutet das erheblichen Sauerstoffmangel, der sich in den nächsten Minuten in aller Regel legt. Ggf. könnten wir hier das Mittel
optimaler Sauerstofftransport D 30 und
optimale Sauerstoffsättigung D 30 einstreichen.

Die Zwillingsproblematik

Werden Zwillinge geboren, schaut man sich genau an, ob sie sich ähneln oder nicht. Ähneln sie sich, würde man von eineiigen Zwillingen sprechen, die aus einem Ei hervorgegangen sind, und bei unterschiedlichem Gesicht oder Junge und Mädchen geht man von zweieiigen Zwillingen aus.

Ist ein Zwilling schon im Uterus zurück geblieben und hat sich zurück entwickelt, kann man das an der Plazenta sehen. Hebammen wissen meistens gut Bescheid, aber die Mutter, die gerade glücklich mit ihrem soeben zur Welt gekommenen Kind ist, hat kein großes Interesse zu erfahren, dass sie noch eine zweite Frucht hatte, die aber nicht mehr zum Zuge kam.

Ein überlebender Zwilling hat so gut wie immer diese Probleme: Er hat ein schlechtes Gewissen, weil er auf Kosten eines anderen Menschen, eben seines zurückgebildeten Zwillings, überlebt hat. Das schlechte Gewissen führt zu Schuldgefühlen und oft zu übermäßigem Schwitzen. Alle Abschiede erinnern ihn an den ersten schmerzlichen Abschied von seinem Zwilling und sind daher immer schlimm zu ertragen. Die Bauchatmung geht nur unvollständig.

Sobald man diese Problematik mit den Mitteln
Natrium chloratum D unendlich, Stramonium D 100 Mio. und **moderiertes Abschiedsgespräch D 30** auflöst, kommt es zu einer großen Erleichterung, oft zu einem explosiven Lachen, wie nach einer Enttraumatisierung.

Die Geburtszeit wird immer genau notiert, für die Erstellung späterer Horoskope. Daher wird bei Zwillingen immer eine Markierung gesetzt, ein buntes Fädchen am großen Zeh, um sicher zu sein, wer der erste und wer der zweite ist.

Wenn also die Geburt hinter Mutter und Kind liegt, kommt eine weitere Klippe, die nicht unbedeutend ist für das Wohl und Wehe der psychischen Ausgeglichenheit. Noch heute (23.09.2025) habe ich von einer 60 Jahre alten Frau gehört, wie schlimm es für sie war zu hören, dass es ein Unglück sei, dass sie als Mädchen und nicht als Junge auf die Welt gekommen war. Die Großmutter, die ebenfalls anwesend war, rief auch noch aus: „Was hat das Kind für ein hässliches Gesicht". Eine maximale Ablehnung, ein Beleidigung, eine Kränkung erster Ordnung, die gleich am ersten Lebenstag in die empfindlichste Prägungsphase gefallen ist. Seit 60 Jahren leidet diese Frau unter dieser furchtbaren Aussage.

Inzwischen ist sie verstandesmäßig versöhnt, weil sie erfahren hat, warum die Großmutter so entsetzt reagierte. Ihr Mann, der im Krieg vermisst oder gefallen war, hatte sie mit mehreren Kindern zuhause zurückgelassen und war daher eine Art Familiendeserteur. Und diesem Großvater schien das frisch geborene Mädchen zu ähneln, sodass die Großmutter die Wut, den Zorn und das Gefühl der verletzten Gerechtigkeit auf das Neugeborene übertrug und es fortan hasste.

Obwohl wir in einer aufgeklärten Welt leben, gibt es immer noch genügend Familien, die unbedingt einen männlichen Nachfolger für Beruf oder Adel oder Repräsentation benötigen. In solchen Situationen (Königshäuser sind besonders betroffen), in denen dann ein Mädchen geboren wird, kommt es häufig zu Ablehnungen, die dem Selbstwert des neuen Erdenbürgers empfindlichen Schaden zufügen. Später geben wir dann **Selbstwert Komplex Z**, um das Selbstwertgefühl entsprechend wieder aufzubauen.

Tatsächlich ist mir eine Familie bekannt, bei der der erstgeborene Sohn die Mutter fragte, noch bevor er zwei Jahre alt war, ob sie für ihn etwas nähen würde oder für das Kind in ihrem Bauch. Hier zeigte sich die Eifersucht schon, bevor das Geschwisterkind überhaupt zur Welt gekommen war.

Die Konkurrenz kann sich aber auch zwischen zwei Schwestern abspielen, die „um die Wette" Kinder bekommen wollen. Die erste Schwester brachte bereits zwei Kinder zur Welt, während ihre jüngere Schwester keine Kinder bekommen konnte. Diese war dann so eifersüchtig auf ihre Schwester, aber auch auf alle Mütter, die einen Kinderwagen schoben, dass sie am liebsten alle Mütter umgebracht hätte, die ein Kind bekommen konnten. Solche schwerwiegenden Verhaltensweisen oder so unerträgliche Gefühle kann also eine Mutter produzieren, dass Kinder sich vor ihr ängstigen und in Acht nehmen müssen.

Einen Ausläufer einer solchen Eifersucht gab es auch bei einer jungen Frau, die als Kind ihren jüngeren Bruder unbedingt „auf die Seite" bringen wollte, also definitiv töten wollte. Viele scheinbare „Unfälle" hatte es bereits gegeben, dass der Kinderwagen die Treppe hinuntergestoßen wurde, ohne dass die Mutter oder die Eltern bemerkten, wo diese scheinbaren Unglücksfälle ihren Ursprung hatten. Erst, als das Mädchen ihren Bruder über eine Balkonbrüstung hieven und schubsen wollte und dabei in flagranti ertappt wurde, wurde der Mutter klar, was die Unfälle in der Vergangenheit zu bedeuten hatten, und dass ihr Sohn in höchster Lebensgefahr schwebte, wenn sie ihn mit seiner Schwester allein ließ. In ihrer Not gab sie das Mädchen zu ihrer Mutter, behielt den Sohn für sich und konnte so die Gefahren der Eifersucht abwehren.

Als sie selbst als erwachsene Frau ein Kind geboren hatte, kam der Tötungsimpuls wieder, dieses Mal aber nicht gegen den jüngeren Bruder, sondern gegen ihr eigenes Kind gerichtet, sodass sie Angst hatte, sie könnte ihr Kind umbringen, weil dieser Tötungsimpuls unberechenbar war. Erst als sie das Mittel **Thea chinensis D 1000**, den chinesischen Tee in potenzierter Form eingenommen hatte, verschwand des Verlagen, das Kind beim Baden unterzutauchen.

Eifersucht kann auch durch die Umkehr einer verletzten Liebe entstehen, sodass man den „geliebten Gegenstand" (wie das früher hieß) plötzlich zu hassen beginnt. Das kann mit einer enormen Heftigkeit passieren, sodass hier **Lachesis D 30** und **Aconit D 1000** erforderlich werden können, gelegentlich auch **Stramonium D 100 Mio.** und **Hyosycyamus D 100 Mio.** Kommt es zu einer Ablehnung bei einer heftigen Leidenschaft, kann das die Ursache für ein Stalkertum werden.

Erst ist es die geliebte, nicht selten auch unerreichbare Person, dann die unerträgliche Ablehnung, falls mit einer Kränkung verbunden oder einem Lachen an einem falschen Zeitpunkt, kann die Emotion in Hass umschlagen, und es kommt dann zu einer Verfolgungsjagd, die die einst geliebte und jetzt gehasste Person keineswegs immer unbeschadet übersteht. Gegen Stalkertum ist man nicht gewappnet, und auch Polizei und soziale Einrichtungen können oft nur wenig ausrichten. Letztlich verliert das Leben einer verfolgten Person so weit an Lebensqualität, dass oft nur noch eine Depression, ein Welkwerden des Lebensmutes übrig bleibt. Eine der wenigen realistischen Optionen ist die Flucht in einen Ort weit weg vom „Heimatort". Oft sind Stalker aber raffiniert und finden den neuen Wohnort schneller, als man glauben möchte.

Das Geburtsdatum

Immer wieder habe ich bei „holperigen Biografien“ gefunden, dass die Zeugung mit schwachem Arm kam, also negative Energien beinhaltete, das Geburtsdatum nicht der Zeitpunkt der geplanten Geburt war oder auch der Vor- oder Nachname nicht passte.

Die Geburt wird nicht selten so verschoben, dass es zu einer bestimmten Konstellation zu den Eltern, Großeltern oder Patenonkel und Patentante kommt. Eine Segantina sagte mir dieser Tage (September 2025): „Mit der Hochzeit wurde ich gleich zweimal entjungfert.“ Der Standesbeamte hatte ihren Geburtstag vom 23. auf den 24. September verschoben, sodass sie von der Jungfrau ins Sternzeichen Waage kam, sodass horoskopisch auch eine Entjungferung stattgefunden hatte. Jetzt hat sie zwei Geburtstage, die beide offiziell sind.

Die Namensgebung

Die Namensgebung erfolgt ja häufig nach den Vorfahren. Hierbei gibt es oft auch Gerangel, sodass es eine lange Kette von Namen geben kann, sodass alle Vorfahren gleichermaßen „bedacht“ werden. Das hat mit der Vorbildlichkeit des Namens nichts mehr zu tun, sondern nur noch mit der Eitelkeit der verschiedenen Ahnen. Schon in der Odyssee wird berichtet, dass bei der Geburt des Odysseus die Mutter ihren Vater fragte, welchen Namen er ihrem Sohn geben sollte. Der entschied sich für Odysseus, „Der, der den Hass kennt“.

Wenn wir solche Energiemängel haben an Positionen unseres Lebens, auf die es ankommt, sollte man unbedingt eine Nachbehandlung anstreben.

Bei Zeugung nimmt man **Zeugung D 100 Mio.**, um nachträglich Licht über diesen Akt des entstehenden Lebens zu gießen. Bei dem Datum der Geburt würde man korrigierend **Horoskopverschiebung D 30** applizieren, und bei einer Schwäche des Namens kann man die **Umbenennung D 30** versuchen.

Eine Frau klagte bei einer Konsultation, dass sie nach der Hochzeit den Namen Klein annehmen musste. Leider war es nicht nur der Name, sondern auch das Omen und die Bedeutung, denn diese Familie hätte sie regelrecht klein gemacht. Früher hatte sie Frau Stern geheißen, das war eine ganz andere und bessere Schwingung.

Eine Klientin hatte den Nachnamen Heinrich von ihrem inzwischen geschiedenen Mann erhalten. Da sie mit dieser Person innerlich noch im Clinch lag, war dieser „nicht gebürtige und mit schlechten Emotionen versehene“ Name eine Teilursache eines Geschwürs geworden, das sich als therapieresistent erwies. Erst nach Abänderung des „ehelichen“ Namens in ihren Geburtsname kam hier wieder Heilenergie in den Prozess.

Der unerfüllte Kinderwunsch

Kinderlosigkeit wird immer noch oft als Makel, als Unfähigkeit und als biologische Wertlosigkeit bei Frauen gewertet. Wird diese Wertung auf heranwachsende Mädchen übertragen, entsteht der dringliche Wunsch nach einem Kind, um die biologische Wertigkeit unter Beweis zu stellen. Schließlich leitet sich aus dieser Situation auch der Begriff „alte Jungfer“ ab, der eine leicht Abwertung in sich trägt.

Welche Möglichkeiten haben wir, bei Kinderlosigkeit Abhilfe zu schaffen?

In Deutschland kann man Kinder adoptieren. Natürlich werden zunächst die Voraussetzungen geprüft, aber dann ist es ein legales Vorgehen.

Leihmutterschaft ist in Deutschland verboten, aber in vielen Ländern außerhalb von Europa ist das erlaubt und wird auch praktiziert. Da hier oft auch ökonomische Faktoren ins Spiel kommen, eine Leihmutterschaft kostet alles in allem ca. 50.000 Euro (Stand Oktober 2025), geht es den Verantwortlichen oft nicht um das Glück des kinderlosen Paares, sondern eher ums Geld. Geht etwas schief oder werden die vertraglichen Abmachungen nicht eingehalten, entziehen sich die „Verkäufer von Kindern" gerne der Verantwortung.

Emotionen spielen ja in der heutigen Medizin eine untergeordnete Rolle. Wie steht es mit den Emotionen einer Leihmutter, die sich neun Monate an „ihr" Kind gewöhnt hat, das sie jetzt plötzlich an gewissermaßen Unbekannte abgeben muss? Eine solche Trennung hinterlässt lebenslängliche emotionale Narben, die sich mit denen einer Abtreibung vergleichen lassen. Und die Schuldgefühle der „glücklichen Eltern" sind auch nicht zu unterschätzen, falls diese etwas vom Schicksal der Leihmutter erfahren sollten. Falls es bei der Leihmutter zu einer schweren Depression mit Suizidalität kommen sollte, wer wird dann schuldig gesprochen? Hier tun sich emotionale Abgründe und juristische Unklarheiten auf, die schwer abzuschätzen sind.

Zur Frage der Kinderlosigkeit hatte ich in Tansania zu Beginn meiner ärztlichen Tätigkeit in Nzega ein interessantes Erlebnis. Unser OP – Pfleger Raphael fragte mich, ob Ina und ich verheiratet seien – ich bejahte. Und wo wir unser Kind hätten?

Ich verneinte, wir hätten kein Kind. Er fragte, du kannst es mir ruhig sagen, ist es in Deutschland geblieben? Ich versuchte zu erklären, dass wir erst ein Jahr verheiratet seien und noch keine Kinder hätten. Er zog die Stirne kraus und meinte, er könne mir kaum glauben. In der Region Tabora heiratet man erst, wenn die Freundin einen dicken runden Bauch hat. - Aha. - „Wozu soll man denn sonst heiraten, wenn man keine Kinder bekommen kann? Dann ist eine Ehe doch völlig sinnlos."

In Tansania ist es also klar, worin der Sinn des Lebens liegt – in der Fortpflanzung. Klappt das mit dem Kinderkriegen nicht, wird auch nicht geheiratet.

Hier noch ein Fall von Kinderlosigkeit, der sich anscheinend durch homöopathische Mittel lösen ließ.

Kinderlosigkeit, Nicola, 16.10.2015.

Am 03.02.2015 kam es zur ersten Konsultation bei mir wegen unerfülltem Kinderwunsch. Beide Partner sind zeugungsfähig, aber auch nach 7 Versuchen mit In-vitro-Fertilisation kam es nicht weiter als bis zur Einnistung. Die Kinderlosigkeit bestand zu diesem Zeitpunkt bereits vier Jahre.

Als Störfaktoren für eine intakte Schwangerschaft fand ich

Mittel für unerfüllten Kinderwunsch:
Psycho Komplex Z

Mittel für Impffolgen:
Polio Nosode D 30
Thuja D 200

Mittel für zelluläre Unverträglichkeit:
Allergie Komplex Z

Mittel für Organebene:
Uterus D 30
Ovar D 30
Hypophyse D 12
Alle Meridiane D 30

Mittel für hormonelles Gleichgewicht:
Pulsatilla D 1000
Sepia D 1000
Cimicifuga D 30

Mittel für verminderte uterine Durchblutung:
Silicea D 100.000

Mittel für Rechtsdrehung
Rechtsdrehung D 1000

Nach dem Stirnstrich kam es zu einem schönen Wärme- und Ruhegefühl, danach war im kinesiologischen Test die Zeugungsfähigkeit wieder hergestellt.

Beim Ehemann konnte ich noch die Spermienzahl und Aktivität optimieren. Das gelang durch das Simile
Agnus castus D 12, die Mittel für hormonelles Gleichgewicht: **Alle Meridiane D 30** und **Merkur Pl D 30** sowie die Mittel für die Organebene: **Pulstilla D 30**, **Prostata D 30** und
Testes D 30.

Als Wirkung des Stirnstriches spürte er Wärme im Thymusbereich, im Rückenbereich und Schwere des gesamten Körpers, sodass er quasi eingeschlafen war.

Am **16.10.2015** sucht mich **dieses Paar ein zweites Mal** auf, das bisher kinderlos geblieben ist.

Die Schwestern der Frau sind teilweise jünger, teilweise älter als sie und haben zwei und drei Kinder, ein jüngerer Bruder hat soeben seine Ausbildung abgeschlossen und ist noch nicht verheiratet.

An der Zeugungsfähigkeit des Mannes und am Eisprung der Frau gibt es also keine Zweifel. Die Temperatur wird nicht gemessen, kinesiologisch kommt es regelmäßig zu einem Eisprung.

Bisheriger Verlauf von Februar bis Oktober 2015

Zunächst kam es zu einer Einnistung, was an der verzögerten Periode von 42 Tagen zu erkennen war. Danach hat sich die Periode wieder auf 28 bis 32 Tage eingependelt wie früher.

Wir beschließen, im kinesiologischen systematischen Test nachzuforschen, ob eine der dreißig Rubriken noch ein Hindernis darstellen würde.

Zusammenfassend kann man sagen, dass es durch Moorbäder mit einer verstärkten Durchblutung des Unterleibes zu einer Fertilität kommen kann, aber auch durch homöopathische Behandlung. Bei der Homöo – Kinesiologie geht man die Testreihe durch, findet alle möglichen Störfaktoren, eben Hindernisse für die Schwangerschaft, löst diese alle energetisch auf und hat dann „freie Bahn" für eigene Kinder. Hierzu gibt es mehrere Beispiele, eines ist oben angeführt.

Kinesiologischer Test

Wir testen „fehlende Weiterentwicklung nach Einnistung", um das Problem möglichst genau zu fokussieren.

Bei dem Stichwort „Hormone" erhalte ich einen schwachen Arm. Bisher wurde für diesen Teil der Hormon Komplex Z gegeben mit den Mitteln Sepia, Pulsatilla, Cimicifuga, Uterus, Ovar und Hypophyse in potenzierter Form. Diese Mittel werden auch weiterhin benötigt, aber zusätzlich wurde noch ein Hormon „angefordert". Es war das Gelbkörperhormon, das die Schwangerschaft begleitet: **Gelbkörperhormon D 30**.

Bei der Organebene erhalte ich das zweite Mal einen schwachen Arm. Hier werden also zusätzlich zu den oben genannten Organen weitere Organbestandteile benötigt, um nach der Einnistung ein optimales Feld zu erhalten. Hier kommt die **Uterusschleimhaut D 30** und **Plazentaentwicklung D 30**.

Über eine Plazentainsuffizienz zum Ende der Schwangerschaft ist viel bekannt, aber eine mangelhafte Plazentaentwicklung im Stadium der Einnistung war mir neu.

Schließlich bekomme ich noch einen schwachen Arm bei dem Stichwort Oberflächenspannung. Hier ist **Lapacho D 1000** das beste Mittel.

Mit diesen Empfehlungen geht die junge Frau wieder nach Hause.

Verlauf vom 09.06.2025

In dieser Mail wird von einem Pflegesohn, 9 Jahre alt und einer eigenen Tochter, 8 Jahre alt gesprochen. Ein Zusammenhang mit der homöopathischen Behandlung wird jedoch nicht angesprochen, weil das Problem beim Pflegesohn liegt.

Nachfrage vom 09.06.2025

„Sie haben jetzt eine eigene Tochter von 8 Jahren, obwohl Sie vor unserer ersten Konsultation 2015 kinderlos waren. Wie kam es zum eigenen Kind? Haben Sie, wie Ihre Schwestern, eine In-vitro-Fertilisation gemacht? Oder kam es über eine hormonelle Regulierung zur Schwangerschaft?"

Verlauf vom 19.06.2025

Ja, wie kam es zur Schwangerschaft? Wir haben uns für das Pflegekind entschieden, erfahren, dass wir ab März 2016 die Eingewöhnung machen und Anfang April 2016, 6 Monate nach unserer Konsultation, habe ich erfahren, dass ich schwanger bin.

19.06.2025

Abtreibungsversuche

Es ist noch nicht sehr lange her, dass unverheiratete Mädchen kein Kind bekommen durften. Passierte das dennoch, wurden diese unglücklichen jungen Mädchen verstoßen, erlitten eine kollektive Verachtung oder Ächtung, wurden nicht zu den gesellschaftlichen Kreisen zugelassen und erfüllten die ganze Familie mit dem Hauch von Schande.

Tatsächlich ist die Geburt eines unehelichen Kindes das Thema von Goethes Faust 1, wo Gretchen ihr uneheliches Kind in einem Korb in einem Fluss untergebracht hat, wo es dann irgendwann weggeschwemmt werden sollte, damit es ertrinken sollte. Auch wenn diese Thematik verbal nur sehr vorsichtig angesprochen wird, gibt es hier genügend Eindeutigkeit.

Eine der wenigen Möglichkeiten, sich der schamhaften Frucht des Leibes zu entledigen, waren Abtreibungsversuche. Hierzu gab es verschiedene Möglichkeiten. Eine Version war, einen Sud aus Thujazweigen herzustellen und diesen zu trinken, da Thuja im weitesten Sinne giftig ist.

„In allen Pflanzenteilen des Lebensbaumes befindet sich das giftige ätherische Öl Thujon. Thuja ist ein stark toxischer Baum, der bei missbräuchlicher Verwendung Vergiftungserscheinungen hervorrufen und tödlich verlaufen kann. Die Vergiftungssymptome bei innerer Einnahme zeigen sich zunächst in Form von Schleimhautreizungen im Magen-Darm-Trakt mit Übelkeit, Erbrechen und Durchfällen. Dann können epileptische Krampfanfälle, Verwirrtheit, Halluzinationen, Wahnvorstellungen, Leber- und Nierenschäden auftreten, die bei starker Überdosierung zum Tod führen können."

Hierzu fragt man sich, warum Thuja occidentalis „Lebensbaum" heißt. Vermutlich ist dies ein Euphemismus, eine „Gutsagung für etwas Schlechtes". Thuja sollte also, auch im Hinblick auf Abtreibungsversuche, Todesbaum heißen. Steht daher auch in erster Linie auf Friedhöfen. Und weil man diesen großen, prächtigen und Ehrfurcht gebietenden Baum nicht beleidigen möchte, wurde die schlechte Bedeutung mit einem guten Namen versehen.

Gefühle des Kindes bei einem Abtreibungsversuch

Egal, wie groß oder klein noch ein Embryo ist, der Körper vergisst nichts. Bei der ablehnenden Haltung der Mutter, die bis zu Abtreibungsversuchen führen kann, spürt das Kind die Ablehnung – **Acidum nitricum D unendlich**,
ist gekränkt – **Ignatia D unendlich**,
fühlt sich in seinem Gerechtigkeitsgefühl verletzt
– **Causticum D unendlich**
und ist zornig auf die Mutter
– **Chamomilla D unendlich, Leber Komplex Z**,
und möchte diese ganze versuchte Tötungsszenerie so schnell wie möglich loswerden – **Stramonium D 100 Mio.**

Die Abtreibung

Die Abtreibung ist für die Mutter immer ein schmerzliches Geschehen, für das sie sich lebenslänglich schämt, auch wenn sie das nur in seltenen Fällen zugeben wird.

Es gibt viele Gründe, warum ein Kind nicht gebraucht werden kann – der passende Mann fehlt, die Eltern machen Druck, die Karriere platzt, Alleinerziehung ist nicht möglich, die Unterstützung der Eltern fehlt, es ist zu wenig Geld und Personal in der Nähe.

Früher konnte man nach Holland fahren und dort bei einem Arzt einen Termin bekommen, der dann kurz und schmerzlos die ungewollte Frucht entfernt hat. Die Atmosphäre ist kalt und geschäftsmäßig, und weinend kommt die Frau wieder zuhause an. In der Aura bleibt diese ungewollte Trennung aber erhalten und begleitet uns lebenslänglich.

Für die Schuldgefühle geben wir
Natrium chloratum, D 100 Mio. oder **D unendlich**, für das Loslassen geben wir **Stramonium D 100 Mio.**, und für die Schamgefühle **Tuberculinum KOCH alt D 200**.

Die Geburt

Kommt es zur Geburt, die mit dem Blasensprung beginnt, wird Oxytocin ausgeschüttet, um die Wehen einzuleiten. Gibt es zu wenig Wehen, wird in der Klinik ein Oxytocintropf angehängt, um die Wehen zu beschleunigen. Kommen die Wehen zu früh, werden sie durch Partusisten gestoppt. Hierbei kann man mit potenziertem Oxytocin und Partusisten die Verträglichkeit verbessern.

Vor dem Gang zum Krankenhaus, zur geburtshilflichen Abteilung, würde man den **Geburtsvorbereitungs Komplex Z** einstreichen, um bei der Geburt möglichst optimale Verhältnisse vorzufinden oder zu erzeugen. In diesem Komplex wird energetisch vorbereitet, die richtige Hebamme, den richtigen Geburtshelfer und die richtige Mondphase zu erwischen, die eine Geburt erleichtert und zum freudigen Event macht.

Geburtsvorbereitungs Komplex Z
leicht verlaufende Geburt D 30
komplikationslose Geburt D 30
empathische Einstellung der Hebamme D 30
verantwortungsvolle ärztliche Führung D 30
Kommunikation auf Augenhöhe D 30
optimale Mondphase D 30
optimaler Zeitpunkt der Geburt D 30

Kommt es zum Stillstand der Muttermundöffnung, gibt man **Kalium carbonicum D 6**, **D 12** oder **D 30**. Die Rigidität wird dann aufgegeben, und es tritt wieder Flexibilität in den Geburtsvorgang ein. Ganz allgemein kann man sich **optimal verlaufende Geburt D 30** einstreichen, das hilft immer.

Die Impfungen gleich am ersten Lebenstag

Spätestens nach der Pandemie mit unzählig vielen Impfschäden sollte der Mehrheit der Mütter klar sein, dass Impfungen nicht zur Gesundheit, sondern zur Krankheit führen.
Liest man Friedrich Klammroth, kann man sich über die Impffolgen gut orientieren.

Die Mutter kann also noch in der Klinik dafür sorgen, dass ihr Kind nicht geimpft wird. Impfungen nach dem ersten Lebensjahr sind im weitesten Sinn akzeptabel, aber nicht vor dem ersten Lebensjahr. Hier empfehle ich allen Müttern Zurückhaltung zu üben, bis sie genau wissen, was sie wollen.

Die vier Eingangstore ins Leben

Finde ich einen „holperigen Lebenslauf", in diesem Sinne, ein Mensch versucht immer sein Bestes, aber es gelingt ihm nicht oder er bekommt nicht die Früchte seiner guten Taten zu spüren. In diesem Fall sehe ich nach den vier Eingangstoren des Lebens, um zu sehen, ob diese die notwendige Stimmigkeit besitzen.
Hierzu gehören
die Zeugung,
die Geburt,
das Geburtsdatum und die
Namensgebung.

Diese vier Gegebenheiten, die Zeugung, die Geburt mit dem Geburtshoroskop (in dem schon die ganze Zukunft enthalten ist), die Namensgebung und der Geburtstag, also das Geburtsdatum, scheinen mir besonders wichtig zu sein und sind mit der Persönlichkeitsentwicklung eines Menschen engstens verbunden.
Bei dem Schwachpunkt Zeugung gebe ich
Zeugung D 100 Mio.,
bei einer verzögerten oder komplizierten Geburt
Pulsatilla D 100 Mio.,
bei einem schwachen Arm beim Geburtsdatum die
Horoskopverschiebung D 30
und bei dem Vor- oder Nachnamen gebe ich die
Umbenennung D 30.

Viele Frauen sehen während der Schwangerschaft „zeitlos jung“ aus. Die Hormone sind auf Hochtouren, die Evolution feiert Urstände und die Frau ist nicht nur vom Lebensalter in ihren besten Jahren, sondern auch psychisch und physisch in Hochform. Sie trägt das Leben weiter in die Zukunft, sie ist die Zukunft des Planeten und in dieser Funktion erfüllt sie ihren biologischen Sinn. Nicht selten ist die Zeit der Schwangerschaft die beste Zeit im Leben einer Frau. Das Gefühl könnte sein: „Endlich kann ich zeigen, was ich kann“.

Neben diesem Hochgefühl kommen aber auch noch viele Komponenten in Frage, die diese evolutionäre Freude dämpfen können.

1. Übelkeit, Erbrechen

Da wäre einmal das Schwangerschaftserbrechen, das eine erhebliche Heftigkeit erreichen kann, sodass hier die gute Laune schnell Grenzen findet.
Wir geben bei Schwangerschaftserbrechen **Sepia D 30**, und **Colchicum D 30**, wenn das Erbrechen durch Gerüche ausgelöst wird.

2. Heißhunger, Abneigungen gegen bestimmte Lebensmittel

Schon in dem Märchen von Rapunzel wird berichtet, dass die werdende Mutter ein suchtartiges Verlangen nach Rapunzel hatte, während sie schwanger war.
Hier würde man den
Sucht Komplex Z versuchen, ebenso den
Süßigkeiten Komplex Z.
Zusätzlich würde man alkalisieren, also Natrium Bicarbonat geben, **Kalium carbonicum D 3, D 4, D 6**.

3. Sodbrennen

Bei Sodbrennen würde man auch entsäuern oder alkalisieren, Nemabas eignet sich neben Kaisernatron. Hier kommt **Kalium carbonicum D 30** und **Harnsäure D 200**, aber auch **Diaphragma D 30** in Frage. **Diaphragma D 30** (gesundes Zwerchfell) scheint am besten zu wirken.

4. Geruchsempfindlichkeit

Bei Geruchsempfindlichkeit gibt man immer **Colchicum D 30**, die potenzierte Herbstzeitlose.

5. Stimmungsschwankungen

Die Hormone spielen ja manchmal verrückt, wie es der Volksmund nennt. Hierfür würde man einmal den **Hormon Komplex Z** geben, andererseits das **Gelbkörperhormon D 30**. Für die Stimmungsschwankungen würde sich auch **Ignatia D 30** eignen, oder in der **D 1000**. Hier kann man den **Psycho Komplex Z** segensreich einsetzen.

6. Müdigkeit

Kommt es zu chronischer Müdigkeit, gibt man den **Hormon Komplex Z, das Gelbkörperhormon D 30**
Falls die Müdigkeit durch eine Impffolge entsteht, zum Beispiel durch die Polio Impfung, gibt man die **Polio Nosode D 30** und **Thuja D 200**.

7. körperliche Veränderungen

Wird der Bauch rund und dick, zieht er die Wirbelsäule nach vorne, und hierdurch kann es zu Rückenschmerzen kommen. Diese kann man leicht durch **Rücken Standard Z** und **Muskel Komplex Z** beheben, oder man gibt die Zweierkombination von **Rhus toxicodendron D 100 Mio.** und **Conium D 100 Mio**.

8. Brustveränderungen

Die Brust schwillt an, die Milch schießt ein, und die Brust nimmt an Größe zu, um die Milch für die Ernährung des Säuglings zur Verfügung zu stellen. Gelegentlich gehen diese natürlichen Veränderungen mit Schmerzen einher, die Brust spannt und die Vergrößerung des Ernährungsorgans kann zu Schmerzen und zu Unwohlsein führen.
Hier wären die Mittel **Sepia D 30** oder **Lachesis D 30** angezeigt.

9. Verstopfungen, Durchfall

Bei Verstopfung geben wir **Opium C 1000**, bei Durchfällen kommt **Okoubaka D 2** in Frage.

10. häufiges Wasserlassen

Durch das Gewicht in der Gebärmutter (swahili: chumba cha watoto – das Zimmer für die Kinder) kann es auch zur Veränderung der Mutterbänder (Ligamenta rotunda) kommen und somit zu einer anderen Spannung im Beckenbodenbereich.
Hierfür kann man dann einerseits den **Blasen Komplex Z** nehmen, andererseits das Mittel **fester Beckenboden D 30**. Gelegentlich gelingt es, das häufige Wasserlassen oder die temporäre Inkontinenz hiermit zu beseitigen.

11. Ödeme

Bei Wasseransammlungen in den Beinen sprechen wir von Ödemen. Das Hauptmittel, Ödeme auszuschwemmen ist das Ausleitungsmittel Lymph Komplex Z. Das Komplexmittel Ultima Ratio (Ultima Inject) gibt es auch als Injektion (Schlossapotheke Koblenz, Burgapotheke Königstein). In dieser Form ist es hochgradig wirksam. Homöopathisch würde man Sepia als das Hauptmittel betrachten, das den Wasserhaushalt mit reguliert und normalisiert.

Bei Pfortaderdruck – dieser kommt vor bei Leberzirrhose und bei Dauerstress und Ärger – würde man den **Leber Komplex Z**, **Nux vomica D 30**, den **Venen Komplex Z** und den **Lymph Komplex Z** geben.

12. Bauchkrämpfe, leichte Blutungen

Bei Bauchkrämpfen geben wir das entkrampfende Kupfer, **Cuprum metallicum D 30** oder **D 1000**. Hierdurch lässt der Muskeltonus nach und der Krampf verschwindet. Im Einzelfall sind aber auch **Zincum metallicum D 30** und **Magnesium carbonicum D 30** in der Lage, Krämpfe zu lockern oder aufzulösen. Letztlich kommt es auf das günstige Verhältnis dieser drei Elemente an, um Krämpfe zu lösen.
Leichte Blutungen werden durch kleine Risse in der Plazenta verursacht. Hier würde man **Arnica D 30** oder **Plazenta D 30** geben.

13. vorzeitige Wehen

Bei vorzeitigen Wehen wird – wie oben schon beschrieben – Partusisten gegeben. Falls dieses schlecht vertragen wird oder der Puls zu schnell wird – kann man zur besseren Verträglichkeit **Partusisten D 30** hinzufügen. Ggf. auch den **Verträglichkeits Komplex Z** und die **molekulare Rechtsdrehung D 100.000**.

14. Anämie

Kommt es während der Schwangerschaft zur Anämie, sollte man nicht die Eisenzufuhr verstärken, - das ändert ja die Mechanismen keineswegs – sondern wir geben **Ferrum metallicum D 30** oder **D 1000**, um die Eisenresorption zu verbessern.

Falls wir eine Resorptionsstörung der sehr großen Vitamin B 12 Moleküle haben, geben wir den **Intrinsic Faktor D 30**, sodass die Transporter für Vitamin B 12 aktiviert und ggf. verstärkt werden, damit die B 12 Moleküle wieder durch die Zellwände transportiert werden können. Etwas salopp würde man sagen, dass die Lastwagen, die Vitamin B 12 auf der Ladefläche haben, wieder durch den Lieferanteneingang des Darmes das B 12 in die Leber bringen können.

15. Ängste

Wenn man Studien liest, die sich mit der Todesrate von Gebärenden beschäftigt, kommen Ängste auf, dass der Tod von Mutter oder Kind oder beiden auch einen selbst betreffen könnten. Automatisch identifizieren wir uns bei dieser negativ gefärbten Lektüre mit der Mutter, die sich bei einer Plazenta praevia in einer lebensbedrohlichen Lage befindet. Hier hilft nur ein Kaiserschnitt, um eine massive Blutung und ggf. einen tödlichen Ausgang der Geburt zu verhindern. Obwohl die Geburt einen kritischen Moment im Leben des noch zu gebärenden Kindes als auch für die Mutter darstellt, ist die Freude über das Kind nach den Geburtswehen und nach dem Überwinden aller gefährlichen Situationen so groß, dass die Schmerzen im Kreißsaal (das Wort kommt von Kreisch – Saal) bald vergessen werden.
Für die Ängste eignen sich die Mittel **Angst Komplex Z**, **Arsenicum album D 100 Mio.**, **Aconit D 1000** und der **Hormon Komplex Z**. Auch der **Urvertrauen Komplex Z** kommt hier in Frage.

16. Depressionen

Die postpartale Depression, die Wochenbettdepression scheint dadurch hervorgerufen zu werden, dass die Hormone nicht mehr auf Hochtouren laufen, dass die Zeit der Bewunderung durch andere junge Frauen vorbei ist und die mühsame Arbeit der Kinderversorgung und Kindererziehung beginnt. Der Mutterschutz fällt 2 Jahre nach der Geburt weg und die Arbeit beginnt wieder. Bei Depressionen, hervorgerufen normalerweise durch zu viele Kränkungen, hier vielleicht eher durch den Wegfall der Schwangerschaft mit allen hierzu gehörenden Privilegien, einschließlich Bewunderung, Neid, Hochachtung, Rücksichtnahme und Ehrerbietung, kommen die Mittel für Trauer und Verlust in Frage, Verlust der Schwangerschaft in diesem Fall, oder Trauer wegen Beendigung der Schwangerschaft. Hierzu zähle ich
Natrium chloratum D 100 Mio. und
kleiner Bär sc D unendlich. Da beide im Psycho Komplex Z enthalten sind, würde man hier auch den **Psycho Komplex Z** geben.

Schwangerschaft – Erkrankungen und Komplikationen:

1. Harnwegsinfekte

Bei Harnwegsinfekten mit schneidendem Wasser ist das Mittel der Wahl **Cantharis D 12** oder **D 30**. Reicht das nicht aus, kann man den **Blasen Komplex Z** geben. Falls ein weiteres Mittel benötigt wird, kommt als deutlich selteneres Mittel **Berberis D 30**, die Berberitze in Frage.

2. Beckenschmerzen oder Unterleibsschmerzen

Bei Bauschmerzen ist es immer wichtig, die Ursache zu finden. Im chirurgischen Lehrbuch finden wir etwa 20 Ursachen für Bauchschmerzen, die hier nur stichwortartig genannt werden sollen.
Herzinfarkt, Mesenterialinfarkt, Blinddarmentzündung, virale und bakterielle Darminfektion, chronische Darmentzündung wie Colitis ulcerosa, Morbus Crohn oder Diverticulitis, Gallenkolik, Pankreatitis, Tumor der Leber, der Gallenblase, der Gallenwege, des Pankreas, des Magens, des Darmes, der Eierstöcke, Darmverschluss. Entzündungen der verschiedenen Organe, Gastritis, Colitis, Virushepatitis, Cholezystitis, Harnverhalt, Volvulus und Invagination.

Können diese Krankheiten alle ausgeschlossen werden, nimmt man den Dehnungsschmerz bei Schwangerschaft an. Bestehen Schmerzen aber nur durch die Dehnung der Bauchwand, also eine Art Muskeldehnungsschmerz, wären die Mittel der Wahl **Cuprum metallicum D 1000** und **Muskel Komplex Z**.

3. Bluthochdruck

Besteht ein milder Hochdruck, würde man mit leichten Spaziergängen, Tees und beruhigenden Bildern wie Wohlfühlfernsehen oder Musik reagieren. Angstlösende Mittel wie **Arsenicum album D 30** oder **D 200** können ebenfalls zur Blutdrucksenkung beitragen.

4. Eklampsie, Präeklampsie

Unter Eklampsie versteht man eine Trias von Bluthochdruck, Krampfbereitschaft und Proteinurie, also Eiweiß im Urin. Kommt es zu krampfartigen Anfällen, ist das gefährlich für Mutter und Kind. Hier ist eine Klinikeinweisung absolut notwendig. Unterstützend können wir hier die beiden krampflösenden Mittel einsetzen,

Cuprum metallicum D 30, das metallische Kupfer und
Cicuta virosa D 30, den Wasserschierling.

5. Schwangerschaftsdiabetes

Besonders, wenn es zuckerkranke Verwandte in der Reihe der Vorfahren gibt, kann es während der Schwangerschaft zu einem Diabetes mellitus kommen. Der Stoffwechsel entgleist. Neben Blutzucker senkenden Mitteln wie Metformin oder Insulin, kann man hier durch den **Diabetes Komplex Z** und den **Stoffwechsel Komplex Z** eine Besserung der Blutzuckereinstellung erreichen.

6. Blutgerinnungsstörungen

Blutgerinnungsstörungen erkennt man daran, dass beim Nasenbluten oder bei kleinen Verletzungen die Blutung länger anhält als gewöhnlich. Hier ist eine Gerinnungsuntersuchung notwendig, um die Ursache der Störung zu erfassen.

Homöopathisch würde man **Gerinnungsstörung D 30** testen, oder **optimale Gerinnung D 30**. Beide Informationen würden zum gleichen Ergebnis führen.

Die klassischen homöopathischen Mittel wären **Arnica D 30**, **Arsenicum album D 30** und **Aurum metallicum D 30**, die alle eine langanhaltende Blutung haben können.

7. Anämie

Alle Schwangeren bekommen von ihren betreuenden Ärzten Folsäure verschrieben. Ich würde die Folsäure austesten, um sicher zu sein, dass diese Strategie auch passt.
Bei Anämien wird ärztlicherseits Eisen gegeben.
Falls die Anämie durch einen Vitamin B 12 Mangel entsteht, oder durch einen Mangel an Intrinsic Faktor, der für die Resorption von Vitamin B 12 wichtig ist, könnte man **Intrinsic Faktor D 30** geben. Falls Eisen zu wenig resorbiert wird, gibt man **Ferrum metallicum D 30**.

8. Infektionen

Virale Infektionen wie Grippe würde man durch immunstimulierende Maßnahmen wie durch **Echinacin D 30** oder **Immun Komplex Z** behandeln. Bei einem Schnupfen, bei dem die Nase wie ein Wasserhahn tropft, gibt man **Acidum hydrofluoricum D 30**, die Flusssäure.
Heuschnupfen DHU hilft nicht nur bei Heuschnupfen, sondern bei allen Arten von Schnupfen.

9. Schilddrüsenerkrankungen

Eine ausreichende Menge von Schilddrüsenhormonen (T3, T4) ist in der Schwangerschaft außerordentlich wichtig, weil die Schilddrüsenhormone die Energie für die werdende Mutter und das Kind im Bauch bereitstellen.
Eine Unterfunktion ist fatal, da diese zu Wachstumsstörungen und zur Fehlgeburt des Fötus führen kann. Daher ist die Jodzufuhr in der Schwangerschaft besonders bedeutsam.

Bei einer Unterfunktion kann also einerseits das Schilddrüsenhormon substituiert werden, andererseits können wir homöopathisch die Resorption von Schilddrüsenhormon fördern.

Dies geschieht am besten durch den
Schilddrüsen Komplex Z. Diesen kann man in der Schwangerschaft auch prophylaktisch geben, auch wenn wir keine Störung zu erwarten haben.

10. Plazenta praevia

Die Plazenta praevia, der vor dem Ausgang liegende Mutterkuchen, stellt eine geburtsunfähige Situation dar. Sie kündigt sich an durch einen Tropfen Blut, der vier bis acht Wochen vor dem Geburtstermin morgens im Bett der Schwangeren vorgefunden wird, ohne dass eine Anstrengung voraus gegangen wäre. Der Kaiserschnitt ist die einzige Maßnahme, die Mutter und Kind vor dem Tod retten kann. Hier ist eine Klinikeinweisung erforderlich. Bettruhe ist die wichtigste Maßnahme bis zum Schnitt.
Auch hier wären die Angstmittel angezeigt:
Arsenicum album D 100 Mio., **Aconit D 1000**, und
Angst Komplex Z.

11. vorzeitige Plazentaablösung

Wenn die Plazenta sich ablöst, ist die Sauerstoff- und Nahrungszufuhr für den Embryo abgeschnitten, und es wird höchste Zeit, dass er Luft aus der Atmosphäre bekommt.
Ein starker Stoß wie beim Treppensturz oder Autounfall kann die Ursache sein. Das Risiko liegt bei unter 1%. Die Diagnose wird mit Ultraschall und mit einer Gerinnungsanalyse gestellt.

Dabei kommt es zu Bauchschmerzen, zu einer mehr oder weniger heftigen Blutung aus der Vagina und zum Herzrasen bei Mutter und Kind. Ist der Blutverlust in der Gebärmutter groß, kommt es zum Kreislaufkollaps.

Hier ist Eile geboten – der Notarzt kommt und in der Klinik wird ein sofortiger Kaiserschnitt anberaumt.

Homöopathisch kann man die allgemeine Situation unterstützen: Angstlösung und Bewältigung der Panik durch **Aconit D 1000** oder **D unendlich**, zusätzlich **Opium C 1000** als Schockprävention.

Eine vorzeitige Plazentaablösung ist ein medizinischer Notfall, der so schnell wie möglich in den gynäkologischen Operationssaal gehört.

12. Fehlgeburt, Abort

Fehlgeburten sind häufig, weil nicht alle Gene von Vater und Mutter zusammenpassen. Bei Rhesusunverträglichkeit kommt es nach der Geburt zu einem Ikterus neonatorum, der Gelbfärbung des Neugeborenen durch zerstörte rote Blutkörperchen. Das Hämoglobin wird in Bilirubin, den gelben Gallenfarbstoff, umgewandelt, kann aber von der Leber nicht schnell genug abgebaut werden und lagert sich daher in der Haut und in den Skleren der Augen ab, sodass eine Gelbtönung entsteht. Diese ist gewissermaßen physiologisch. Kommt es zu mehr als 5 mg% Bilirubin im Blut, erscheint die Gelbfärbung der Haut und der Augäpfel. Wird ein Wert von 18 mg/dl Bilirubin überschritten, sind Austauschtransfusionen erforderlich, um eine Enzephalopathie, eine Gehirnschädigung durch den hohen Bilirubinspiegel zu verhindern.
Homöopathisch würde man symptomatisch den **Leber Komplex Z** und den **Verträglichkeits Komplex Z** geben.

13. Frühgeburt

Bei Frühgeburten werden die Frühchen in Brutkästen gelegt, wo man die Reife der Organe abwartet, bevor sie nach Hause entlassen werden.
Homöopathisch würde man diese Situation mit diesen Mitteln unterstützen:
rasche Reifung aller Organe D 30 und **Immun Komplex Z**.

14. Totgeburt

Bei einem Fall, der sich über wenigstens eine Generation wiederholt hatte, gab es eine Plazentainsuffizienz in der 42. Woche, als das Kind geholt werden sollte. Es gab keine Wehen, die zuständigen Gynäkologen meinten, bis zur 42. Woche wäre alles gefahrlos, und als es zur Geburt kommen sollte, waren die Herztöne schon erloschen und das Kind intrauterin abgestorben. Man leitet dann die Geburt mit Oxytocin ein, um eine Geburt „per vias naturales" - über die Vagina, „den natürlichen Weg" zu bewerkstelligen.
Die Mutter bekam ein weiteres Kind, eine Tochter, und als diese 25 Jahre später schwanger wurde, warnte die Mutter vor einer zu langen Verzögerung mit der Geburt. Aus unerfindlichen Gründen passierte aber genau das Gleiche, die Kollegen beschwichtigten, das sei alles noch „normal", und als in der 42. Woche das Kind kommen sollte, waren wieder die Herztöne nicht mehr zu hören und auch in der nächsten Generation gab es eine Totgeburt.
Schon die Diagnose „das Kind ist abgestorben" bedeutet für die Mutter nach der bisherigen Schwangerschaft einen schweren Schock. Einerseits die Trauer um das verlorene Leben, andererseits die Kränkung, dass die Mutter ihre Fähigkeit, ein gesundes Kind zur Welt zu bringen, nicht unter Beweis stellen kann.

Hierfür benötigen wir die Mittel **Aconit D unendlich**, **Trauma Komplex Z**, **Psycho Komplex Z**, **Kränkungs Komplex Z** und den **Motivations Komplex Z**. Für die Trauer kommt auch das Einzelmittel **Natrium chloratum D unendlich** und der **Trauer Komplex Z** in Frage.

Die Eugenische Kur

Obwohl ich selbst kein Verfechter der eugenischen Kur bin, lehne ich sie auch nicht ab.

Die Idee dahinter ist, miasmatische Makel aus der Vorvergangenheit möglichst so gründlich abzuräumen, dass ein möglichst gesundes Kind zur Welt kommen kann.
Hierfür gibt man
im 4. Schwangerschaftsmonat
Tuberculinum KOCH alt D 200, 5 bis 10 Globuli,
im 5. Schwangerschaftsmonat
Medorrhinum D 200, 5 bis 10 Globuli und
im 6. Schwangerschaftsmonat
Syphilinum D 200 oder Luesinum D 200.
Im 7. Schwangerschaftsmonat
kann man ergänzend noch Carcinosinum D 200 geben, ebenfalls 5 bis 10 Globuli als Einzeldosis.

Was man genau damit erreicht, kann man kaum nachkontrollieren, die Idee dahinter ist eine Art besonders intensives Gesundheitsprogramm, das man nur allen Menschen wünschen kann.

Ultraschalluntersuchungen

Einwirkungen, Symptome, Nebenwirkungen

Vom Ultraschall nimmt man an, dass er in allen Fällen und Lebenslagen unschädlich ist. Daher kann man Untersuchungen an Schwangeren auch in beliebiger Zahl machen, ohne dass man um Nebenwirkungen fürchten müsste. Genau genommen gibt es aber auch Stimmen, die diese Untersuchung kritisch sehen und auf potenzielle Nebenwirkungen hinweisen. Falls man also auf Nummer sicher gehen möchte, würde man vor und nach dieser Untersuchung den
Strahlenschutz Komplex Z einnehmen, oder den
Stress Komplex Z.

Medikamente während der Schwangerschaft

Da man nie genau weiß, wie chemische Mittel auf den Fötus wirken, ist man in der Schwangerschaft mit Medikation besonders zurückhaltend und versucht nur lebenswichtige Mittel zu geben, wenn sie sich nicht vermeiden lassen.
Diese Erkenntnisse sind ca. 100 Jahre alt. Daher wundert es mich, dass Ärzte während der Pandemie Impfungen WÄHREND der Schwangerschaft empfohlen haben. Das widersprach allen Erfahrungen und Gepflogenheiten.

Contergan in den Fünfzigerjahren hatte ja schwerste Fruchtschädigungen ausgelöst, indem die Arme und Beine während der Schwangerschaft oft nicht vollständig ausgebildet wurden.
Auch als Ärzte darauf hingewiesen wurden, dass es bei Contergan Probleme geben könnte, waren diese damals komplett blind und konnten nicht die geringsten Nebenwirkungen erkennen.

Erst als die Eltern von betroffenen Kindern einen Prozess anstrengten, wurde das Ausmaß der medikamentösen Schädigungen offenbar. Erst danach kam es zu Entschädigungszahlungen durch die Firma Grünenthal.

Bei einem Diabetes mellitus Typ 1 ist man von Beginn an insulinpflichtig, weil die Bauchspeicheldrüse kein Insulin liefert. Aus diesem Grunde wird auch in der Schwangerschaft Insulin gespritzt.

Bei schweren Erkrankungen wie einer chronischen Polyarthritis (rheumatische Arthritis) oder einer Psoriasisarthritis mit entzündlicher Aktivität werden auch während der Schwangerschaft Cortison und Schmerzmittel gegeben. Auf eine Basistherapie wie MTX (Methotrexat) wird möglichst verzichtet oder sie wird gestreckt, also in größeren Abständen gegeben. Hier kann man **MTX D 30** geben, um die Verträglichkeit zu verbessern.

Ähnlich verhält es sich mit dem Blutdruck, der eingestellt werden muss.

Homöopathisch kann man versuchen, mit
Diabetes Komplex Z, Hypertonie Komplex Z und
Entzündungs Komplex Z die Symptomatik abzumildern und somit chemische Mittel einzusparen.

Ausleitung, Neutralisierung

Gleichzeitig mit der Medikation kann man versuchen, die Mittel, die von der Leber auch wieder abgebaut werden, zusätzlich auszuleiten. Hierfür würde man Ultima Ratio Injektionen oder Lymph Komplex Z in Form von Globuli verwenden.

Geburtsvorbereitungen

Physisch und psychisch für Mutter, Vater, Kind

Welche Vorbereitungen machen wir für eine leichte, komplikationslose und empfangsbereite Geburt?

Hierfür haben Hebammen viele schöne Programme, die alle beachtenswert sind. Dazu gehören Körperdehnungsübungen, vor allem der Beckenbereich wird gestärkt, Wohlfühlmassagen, Wohlfühlbäder, und im psychischen Bereich Partnerschaftsbegegnungen, die die Freude auf das Kind zum zentralen Fokus haben.
Ein gemeinsames Bad kann die zukünftige Geburt zum Thema haben.

Homöopathisch kann man hier den
Partnerschafts Komplex Z mit einsetzen und den
Willkommens Komplex Z.

Willkommens Komplex Z
Ungeborenes, Du bist herzlich willkommen bei uns D 30
Ungeborenes, wir wünschen Dir eine stressfreie Geburt D 30
Ungeborenes, wir lieben Dich, egal, wie Du bist D 30

Liebevolle Berührungen des Schwangerschaftsbauches sind für alle Beteiligten angenehm. Jeden Tag einen kleinen Zeitraum festlegen, in dem man nur Zeit für Frau und Kind hat. Einrichten einer „Familienzeit“. Liebevolles Füreinander – Dasein.

Geburt

Die Geburt gehört ja zu den vier Eingangstoren zum Leben, sie ist daher besonders wichtig und prägend für das ganze Leben.

Wie die Geburt abläuft, so läuft auch das Leben ab, könnte man meinen.
Falls das stimmt, sollte man die Geburt konventionell und auch energetisch gut vorbereiten.

Physisch:
Man kennt die Hebamme, die während der Schwangerschaft zuständig ist und bespricht mit ihr alle Vorstellungen der Geburt.
Hausgeburt, Klinikgeburt. Wenn Klinik, welche Klinik, Terminabsprachen, Besichtigung des gynäkologischen Traktes, Bekanntschaft mit weiteren Hebammen und Personal, Kenntnis des geburtshilflichen Gynäkologen, Kennenlernen des Kreißsaals, sodass alle äußeren Faktoren bekannt und vertraut sind.
Unterstützend dabei wirken die Mittel **Schmerz Komplex Z**, **Rücken Standard Z**, und **„optimal verlaufende Geburt D 30“**

Psychisch:
Man stellt sich eine harmonische Geburt vor. Entweder in der eigenen Phantasie, oder auch in Form eines Films, in dem eine Geburt gezeigt wird. Das bedeutet, vertraut werden mit allen Vorgängen, einschließlich der Empfehlungen der Hebammen, wie geatmet werden kann, wie man den Schmerz wegatmet, wie man nach dem Blasensprung vorgeht, die zeitlichen Abläufe und den Geburtsvorgang im einzelnen. Jedem einzelnen Schritt gibt man energetisch Kraft und Harmonie, etwa mit dem Satz:
„Ich habe eine wunderbare und harmonische Geburt D 30“.
Diesen Satz kann man sich schon im Vorhinein einstreichen, um die Geburt energetisch vorzubereiten.
Unterstützend wirken hier die Mittel **Motivations Komplex Z**, **Zuversichts Komplex Z**, **Urvertrauen Komplex Z** und **Psycho Komplex Z**.

Wehen Probleme

Kommen die Wehen um Wochen zu früh, wird ein Partusisten Tropf angelegt, die Mutter muss still liegen, und bekommt dann oft noch eine Shirodkar Naht, die den Muttermund zusammenhält. Vor der Geburt wird die Naht mit einem kurzen Schnitt wieder aufgetrennt.

Kommen keine Wehen zustande, kann man noch eine, ggf. auch zwei Wochen abwarten, ob sich noch Wehen einstellen. Zum Termin wird dann ein Oxytocintropf angelegt, um die Wehen zu erzeugen.
Oxytocin wird normalerweise zur Geburt von der Hypophyse ausgeschüttet, um die Geburt zu ermöglichen. Nach der Geburt ist dieses Hormon wichtig, um der Mutter genügend Kraft und Durchhaltevermögen zu verleihen, sich auch ordnungsgemäß um das neugeborene Kind zu kümmern, das sie immerhin über Jahre schlaflos machen kann.

Sind die Wehen immer noch zu schwach, oder macht die Mutter bei den Wehen zu wenig mit – Sprachprobleme können hier sehr hinderlich sein – dann kann man noch kristellern. Man gibt dem Uterus Druck von außen, indem man den Unterarm auf den Bauch der Mutter legt und den Druck so verstärkt.
Homöopathisch würde man mit
optimale Wehentätigkeit D 30 unterstützen.

Stirn-, Steiß- und Querlage des Kindes

Die einfachste Geburt hat man vor sich, wenn das Kind mit dem Kopf nach unten zeigt und mit dem Kopf zuerst kommt. Bei einer Kollegin, die den Namen Dreher hatte, drehte sich das Kind in letzter Minute mit dem Kopf nach unten und brachte so eine leichte Geburt zustande.

Es machte also seinem Namen schon bei der Geburt Ehre.

Bei einer Steißlage ist die Geburt langsam und kompliziert.

Saugglocke, Dammschnitt, Dammriss

Gibt es zu wenig Druck über die Uterusmuskulatur, kann man mit der Zange nachhelfen oder mit der Saugglocke. Bei der Saugglocke gibt es zunächst eine erhebliche Kopfverformung, die sich aber rasch wieder zurückbildet und keine Gefahren mit sich bringt.

Der kindliche Schädel ist dafür eingerichtet, bei der Geburt zusammengepresst zu werden und sich später wieder zu entfalten.

Häufig gibt es bei der Geburt zu viel Enge, sodass man mit einem Dammschnitt Platz schaffen kann und die Geburt somit vereinfachen und beschleunigen kann.

Der Dammriss ist deutlich unangenehmer für die Frau, in jedem Fall wird der Damm anschließend wieder genäht. Potenziell kann hier eine Narbe entstehen, die später als Störfeld fungiert und weit entfernt Schmerzen oder Bewegungseinschränkungen verursachen kann. In einem solchen Fall würde man **Narbenunterspritzung D 30** geben.

Bei allen schwierigen Geburtssituationen kann man **optimale Lage des Kindes D 30** eingeben.

Nabelschnurumwicklung

Kommt ein Kind mit einer einfachen oder mehrfachen Nabelschnurumwicklung um den Hals zur Welt, sollte man es gleich enttraumatisieren. Die Nabelschnur um den Hals verursacht das Gefühl des Erstickens durch Erdrosselung. Hierfür nehmen wir **Lachesis D 30**, **Trauma Komplex Z** und **Aconit D unendlich** für die Todesangst.

Wird keine Enttraumatisierung durchgeführt, kann dieser Geburtsumstand zu lebenslänglicher Verstopfung führen. Erst nach der Gabe von **Opium C 1000** oder **Trauma Komplex Z** lässt der Darm dann wieder locker und arbeitet normal.

Kaiserschnitt

Für das Kind problemlos und angenehm ist der Kaiserschnitt. Er wird dann ausgeführt, wenn wir eine Querlage haben, eine Placenta praevia, oder ein zu enges Becken. Falls es eine erhebliche Gefährdung aus anderen Gründen gibt, wie eine Geburt nach zwei Kaiserschnitten, wird auch der Kaiserschnitt gewählt.
Nach Dammriss oder Kaiserschnitt kann man für die Wundheilung den **Verletzungs Komplex Z** geben.

Die Mutter nach der Geburt

1. Geburtsschock

Nach der Geburt kann es durch ungeschickte Bemerkungen von Ehemann oder Eltern und Schwiegereltern zu schweren Traumata kommen. Eine Großmutter sagte einmal zu ihrer Enkelin, die gerade ein Kind geboren hatte: „Mein Gott, was hat das Kind für ein hässliches Gesicht, genau wie mein verstorbener Mann!" Oder bei einem erwarteten Sohn kommt eine Tochter: „Was, schon wieder eine Tochter? Wie schrecklich!" - Diese Sätze prägen sich tief ein und traumatisieren tief. Sie werten die biologische Wertigkeit der Frau als Träger für die Zukunft der Menschheit in unwürdiger Weise ab und verursachen ein tiefes Gefühl der Wertlosigkeit, das sich in aller Regel nicht von selbst wieder auflösen kann.

Nach solchen und ähnlichen kränkenden Äußerungen mit traumatischer Bedeutung gibt man **Trauma Komplex Z**, **Aconit D unendlich**, **Kränkungs Komplex Z** und **Angst Komplex Z**.

2. Geburtswunden und Geburtsverletzungen

Kam es zu einem Dammschnitt oder Dammriss, wird dieser mit wenigen Stichen wieder genäht, bei oberflächlichen Rissen kaum ein Problem, bei tiefen Rissen sind die Nähte nicht so einfach zu setzen, und bei entsprechender Ungeschicklichkeit oder mangelnder Erfahrung kann hier auch ein Narbenstörfeld entstehen. Hierfür würde man in jedem Fall **Arnica D 30** einsetzen. Bei jeder Verletzung und bei jeder Naht würde man **Verletzungs Komplex Z** geben, um die Entstehung eines Narbenstörfeldes zu verhindern. Zusätzlich kommen noch diese Mittel in Frage: **Narbenunterspritzung D 30**, **Schmerz Komplex Z** und **Entzündungs Komplex Z**.

3. Nachwehen

Bleibt ein Teil der Plazenta im Uterus, muss er herausgekratzt werden. Die Hebamme betrachtet die Plazenta, um zu sehen, ob es hier noch einen Zwilling gegeben hat, der die Reise in die Welt nicht geschafft hat und wieder resorbiert wurde. Falls es zu nachträglichen Muskelkontraktionen kommt, geben wir **Cuprum metallicum D 30**, **D 200** oder **D 1000**, um die muskulären Aktivitäten zum Erliegen zu bringen.

4. Schwangerschaftsstreifen

Durch die Dehnung der Haut während der Schwangerschaft kann es zu Schwangerschaftsstreifen kommen. Diese sind harmlos und eher ein ästhetisches Problem. Hier kann man den **Falten Komplex Z** versuchen.

5. Hämorrhoiden

Hämorrhoiden entstehen am Enddarm, wenn der Pfortaderdruck zu hoch ist. Dies passiert in erster Linie, wenn die Leber sich zusammenzieht, weil sie „schlechte Laune" hat. Bei Ärger, chronischen Missverständnissen und anderen sozialen Problemen, die mit einer Geburt einhergehen können, zieht sich die Leber zusammen, der Druck der Pfortader steigt und lässt die Venen im Bereich des Darmes und der Beine anschwellen. Hier haben wir es dann mit Hämorrhoiden und mit einer Varikosis eines oder beider Beine zu tun.

Während der Schwangerschaft kommt es zum mechanischen Druck auf die Darmvenen, sodass es hier auch durch andere Mechanismen zu Hämorrhoiden kommen kann.

Einerseits gibt es hier die operative Gefäßversorgung, das Venenstrippen bei den Beinen und die Hämorrhoidenoperation am After.

Homöopathisch würde man die Leber unterstützen mit
Leber Komplex Z, **Nux vomica D 30** und
ggf. **Lymph Komplex Z** und **Venen Komplex Z**.

6. Verstopfung

Gibt es während der Geburt ein Schockerlebnis, ein Trauma, eine schwere Enttäuschung, kann dieses Schockerlebnis zur chronischen Verstopfung führen. Am besten kann man diese Situation mit **Opium C 1000** und **Aconit D unendlich** wieder auflösen.

7. Urinverhalten

Durch den Druck auf den gesamten Unterbauch kann auch die Blase betroffen sein. Nach der Geburt kommt es zur Entlastung. Gleichzeitig kann aber auch durch die Überdehnung der Mutterbänder (Ligamenta rotunda) der Beckenboden gesenkt werden und hierdurch eine Pollakisurie – häufiger Urindrang – und auch eine Inkontinenz entstehen.

Die Mittel wurden oben schon besprochen,
fester Beckenboden D 30, Blasen Komplex Z,
Ligamenta D 30, Regeneration des Beckenbodens D 30.

Der Säugling nach der Geburt:

1. Geburtsschock

Falls der Säugling Schockzeichen aufweist, oder einen sehr niedrigen APGAR Wert (Skala = 0 bis 10), würde man ihm zeitnah die Mittel **Opium C 1000** und **Aconit D unendlich** einstreichen.

2. Geburtswunden und -verletzungen

Das Neugeborene weist in aller Regel keine Verletzungen auf. Falls es zu einem Schlüsselbeinbruch gekommen ist, gibt man den **Verletzungs Komplex Z** mit
Arnica D 30, Ruta D 30, Symphytum D 12 und
Hypericum D 200 drin.

3. Stillprobleme

Bei genügend Oxytocin schießt die Milch in die Brust, und das Kind kann gestillt werden. Ist die Mutter zu schwach, empfehlen manche Hebammen, auf das Stillen zu verzichten.

Bei Schwäche würde ich diese drei Mittel geben:
Arsenicum album D 100 Mio., **Carbo vegetabilis D 30** und **Stannum metallicum D 1000**. Danach kann die Mutter in aller Regel wieder stillen.
Hat das Kind eine Saugschwäche, kann die Milch abgepumpt und oral gegeben werden.
Hat die Mutter Antibiotika erhalten, die sie nicht über die Muttermilch an das Kind weitergeben möchte, muss sie einige wenige Tage aussetzen, kann in dieser Zeit abpumpen, und nach einem sicheren zeitlichen Abstand das Stillen wieder aufnehmen.

Das Abstillen
Die normale Abstillzeit kann nach einem halben bis einem Jahr erfolgen. Einige Mütter stillen bis zum 4. Lebensjahr des Kindes. In einer solchen Situation kann es auch zum Overprotecting kommen, die Mutter macht das Kind über die Maßen von sich selbst abhängig und kreiert eine Situation der Verbundenheit, die später mit Hilfe von **Stramonium D 100 Mio.** wieder gelöst werden sollte.

Soll ein Kind abgestillt werden, kann die Mutter
Phytolacca D 30 nehmen, das erleichtert diesen Abnabelungsprozess erheblich.

4.Schlafstörungen

Quengelt der Säugling die ganze Nacht oder möchte jede Stunde trinken, kann die Nachtruhe empfindlich gestört werden. Hier muss man dann entscheiden, wer der Chef ist, die Mutter oder das Kind. Kinder, die nach 1968 aufgewachsen sind, in der Zeit der antiautoritären Kindererziehung, kennen oft ihre Grenzen nicht, weil sie ihnen als Kind nie gezeigt wurden. Zur Erziehung gehört in erster Linie Konsequenz, und in zweiter Linie, dass das Kind gezeigt bekommt, was geht und was nicht geht.

Ein Kind verhungert nicht, wenn es nicht jede Stunde gestillt wird, sondern neben das Bett der Mutter gelegt wird und dort sich angewöhnt, die Mutter 6 Stunden schlafen zu lassen. Meistens beruhigt es sich, wenn es spürt, dass die Mutter in der Nähe ist.
Bei Schlafstörungen, die schon vor dem ersten Kind bestanden haben, lohnt es sich, den **Schlaf Komplex Z** einzustreichen. Bei der Zahnung der Kinder nimmt man
Chamomilla D 30 für die Kinder, deren Zähne dann ohne Entzündung und ohne Widersprüchlichkeit durchbrechen können.

5. Kolik, Krämpfe, Blähungen

Kinder neigen oft zu Koliken, die dann mit Carminativum Hetterich oder dem homöopathischen **Nux vomica D 30** gelindert werden können. Zusätzlich gibt es den **Kolik Komplex Z**.

6. Nabelwucherungen, Nabelbruch, nässender Nabel

Falls der Nabel nässt und sich entzündet, würde man den **Entzündungs Komplex Z** einsetzen. Oft reicht es aber auch schon, **Belladonna D 30** zu geben.

7. Gelbsucht

Über den Ikterus neonatorum wurde weiter oben schon ausführlich gesprochen. Der Zerfall der roten Blutkörperchen ist physiologisch, die Umwandlung in Bilirubin ebenfalls, sodass sich eine leichte Gelbfärbung nach dem 3. Tag für 7 bis 14 Tage halten kann, um dann wieder völlig zu verschwinden. Hier kann man mit dem **Blutbildungs Komplex Z** unterstützen.

8. Angeborene Anomalien, Herzfehler, Wasserkopf, Hautmale, Geschwulste, Lippen - Kiefer - Gaumenspalte

Bei angeborenen Organschäden wie einer unvollständigen Schilddrüse (die dann eine Hypothyreose hervorruft, eine Schilddrüsenunterfunktion), oder eine Ösophagusatresie, ein fehlendes Stück der Speiseröhre, sind die Kinderchirurgen gefragt, die mit Vergrößerungsgläsern auf ihren Brillen die winzigen Organschäden reparieren.
Das gleiche gilt für Herzfehler und die Lippen – Kiefer – Gaumenspalte.

Beim Wasserkopf, dem Hydrocephalus, kann das Hirnwasser nicht richtig abfließen. Daher wird ein Shunt gelegt, ein Ventil, das die Flüssigkeit in das Venensystem ableitet.

Zu diesen chirurgischen Maßnahmen kann man dann noch das gesunde Organpräparat geben:
gesunde Speiseröhre = **Oesophagus D 30**,
für die Herzfehler den **Kardio Komplex Z**,
für die Lippen-Kiefer-Gaumenspalte: **Lippe D 30**, **Kiefer D 30**, **Gaumen D 30**.
Oder man kann auch die Potenzierung der Diagnose nehmen: **Lippen-Kiefer-Gaumenspalte D 30**.
Für den Hydrocephalus: **Korrekter Liquorabfluss D 30**.
Bei fehlender Schilddrüse: **Helleborus D 1000**.

9. Windelausschlag

Werden Windeln mit ungünstigen Herstellungsmethoden verwendet, kommt es zur Windeldermatitis oder zur Pilzinfektion. Das Beste wäre eine verträgliche Windel zu wählen, oder vorübergehend Stoffwindeln zu nehmen, die ausgewaschen werden. Für die wunde Haut nimmt man den
Entzündungs Komplex Z, für den Pilz die **Pilz Nosode D 30** oder den **Haut Komplex Z**.

10. Soor

Soor hatte ich bisher bei Neugeborenen nicht beobachtet. Bei dieser Pilzinfektion des Mundes würde ich **Immun Komplex Z** und **Pilz Nosode D 30** kombinieren.

11. Augenentzündung

Um Augeninfektionen zu vermeiden, die das Neugeborene im vaginalen Mutterkanal sich zuziehen kann, wird den Neugeborenen ein Tropfen Silbernitrat, Argentum nitricum Urtinktur, ins Auge getropft. Somit kann man Infektionen am Auge von vorneherein verhindern.

Kommt es später doch noch zu einer Augeninfektion, würde ich **Augen Komplex Z**, **Entzündungs Komplex** und **Eiter Komplex Z** empfehlen.

Stillprobleme bei der Mutter

1. Wunde Brustwarzen

Bei wunden Brustwarzen kommt es zu einer regionalen Entzündung. Neben einer Pflege mit einer Salbe, Hamamelis zum Beispiel, kommt hier der **Entzündungs Komplex Z** in Frage, um die malträtierte Brustwarze wieder zu normalisieren.

2. Brustentzündung

Brustentzündung gibt es bei allen Müttern, bei den Menschen und den Tieren. Bei den Schweinen gibt es 13% Mastitis. Gibt man **Phytolacca D 12** ins Futter, kommt man auf 0 %. Ein Zeichen dafür, dass die Homöopathie auch bei Tieren wirkt und nicht auf Placebo beruhen kann.
Bei Brustentzündung ist das Mittel der Wahl **Phytolacca D 12** oder **D 30**. Zusätzlich kann man noch den **Entzündungs Komplex Z** geben.

3. Abstillen

Beim Abstillen hat sich **Phytolacca D 6** oder **D 12** bewährt.

4. Milcheinschussprobleme, Milchausfluss, Milchverhalten, Milchstau

Bei allen Problemen mit der Muttermilch kann man
Lac maternum D 200 versuchen.
Lac humanum kommt von einer Person, Lac maternum ist die Milchmischung von mehreren Müttern, die später potenziert wird.

Geschwisterthemen:

1. Neid, Eifersucht

Neid und Eifersucht können schon beginnen, bevor das zweite Kind auf die Welt kommt von der Geschwisterreihe. Neid und Eifersucht sind gefährliche Gefühle, die oft nicht gut beherrscht werden können.

Im Märchen „Schneewittchen und die sieben Zwerge" ist Neid auf Schönheit, und Eifersucht und Konkurrenzgefühl so groß, dass daraus eine Tötungsabsicht wird, die dann mehrfach verfolgt wird. Tatsächlich hatte ich mehrere Fälle, bei denen sich herausstellte, dass die Eltern eifersüchtig auf ein Kind waren, oder natürlich, dass Geschwister sich gegenseitig übertrumpfen wollten und jeder der Chef sein wollte.

H.V. Müller berichtet von einer Mutter, die als Kleinkind ihren jüngeren Bruder umbringen wollte. Als ihre Eltern merkten in welcher Gefahr ihr kleiner Sohn schwebte, gaben sie das Mädchen zur Großmutter, wo es eine glückliche Kindheit verbrachte.

Als sie mit 20 Jahren heiratete und dann selbst ein Kind bekam, begannen ihre alten Tötungsabsichten wieder aufzuleben und sie spürte in sich die Versuchung, ihr eigenes Kind zu töten. Müller löste damals das Problem mit dem chinesischen Tee, **Thea chinensis in der D 1000**, sodass die Tötungsabsichten immer weiter verblassten und in sich zusammen sanken.

Kommen Tötungsabsichten zum Vorschein, zum Beispiel durch die Bemerkung „Meiner Schwiegermutter könnte ich glatt den Hals umdrehen“, gebe ich **Thea chinensis D 1000**, **Lyssinum D 1000** (die Tollwutnosode) und
Platinum metallicum D 1000.

Das Hauptmittel für Eifersucht ist **Lachesis D 30**. Das zweite Mittel, das in Frage kommt ist **Hyoscyamus D 30**. Bei unübersichtlichen Konstellationen und solchen, wo die elterliche Kontrolle fehlt, ist eine Trennung von zwei „aufeinander eifersüchtigen Kindern“ oft eine gute Lösung.

Als ein Junge mit ca. 1 ½ Jahren fragte, ob die Mutter für ihn oder für das Kind im Bauch nähen würde, konnte ich erkennen, dass hier die Triebfeder Eifersucht war.

2. Wut, Hass

Bei Wut und Hass hofft man, dass sich die Wut irgendwann legt und nicht jeden Tag von Neuem hochkocht. Aber sicher kann man nicht sein. Wir benötigen nur eine unbewusste Triggersituation, dann flammt der alte Hass, über den bereits Gras gewachsen war, sofort wieder auf.
Die Mittel gegen Wut und Hass: **Lycopodium D 1000**, **Chamomilla D unendlich**, **Nux vomica D 30**, **Colocynthis D 1000** und für Hass:
Natrium chloratum D unendlich und **Cicuta virosa D 1000**.

3. Überfürsorge, Vereinnahmung

Vereinnahmt eine Mutter ihr Kind, indem sie sich übertriebene Sorgen um sein Wohlbefinden und seine Gesundheit macht, kann man sie hier sogar für übergriffig halten.
Für die Sorgen um die Gesundheit und das Bestehen darauf, dass die Mutter umgehend über alles informiert wird, nimmt man das Mittel **Argentum nitricum D 1000**. Im späteren Leben müssen Kinder noch abends anrufen, dass sie im Urlaub gesund an das Ziel des Tages gekommen sind. Fehlt der Anruf, kann die Mutter vor Sorge nicht schlafen.
Das wäre die Überversorgung durch Ängstlichkeit. Hierfür gibt es den neuen Begriff „Hubschrauber – Eltern" - eine etwas herablassende sarkastische Formulierung für Überversorgung, in der gut gemeinten Absicht, das Kind keine schlechten Erfahrungen im Leben machen zu lassen. Hier fehlt den Eltern das Verständnis, dass auch Kinder ungünstige Erfahrungen machen müssen, um im Leben gut zurecht zu kommen. Bei aller Liebe kann man seinen Kindern nicht alles ersparen. Einiges im Leben kann man aus den Fehlern der anderen lernen, einiges muss man selbst erleben und erleiden.

In den Fällen von Abhängigkeit ist später ein Ablösungsprozess erforderlich, den man mit **Stramonium D 100 Mio.** unterstützen kann.

4. Ablehnung, Widerstand

Trotz der Abhängigkeit des Kleinkindes von der Mutter und von den Eltern kann es sein, dass es eine starre innere ablehnende Haltung entwickelt. Das Hauptmittel hierfür ist die Salpetersäure, **Acidum nitricum D 1000**. Ist der Widerstand sehr hoch, die Eifersucht groß, sodass auch Besucher angegriffen, gekniffen und gebissen werden, kommt
Conium maculatum D 1000 in Frage.

Bei Aggressivität fragen wir heute nach der Anzahl der Impfungen. Beim Test stellt sich bei Aggressivität in der Kindheit oft als Hauptursache eine Impffolge heraus. Vor allem nach der Polio Impfung kommt es zu langanhaltenden Komplikationen im Sinne von Impffolgen. Hierfür gebe ich
Polio Nosode D 30 und **Thuja D 200** im Sinne der Impfausleitung.

5. Klammern

Tatsächlich habe ich etwa zehn Kinder behandelt, die mit ihrer Mutter in einer solch intensiven Synthese gelebt haben, dass das für mich zunächst unvorstellbar war. Diese Kinder, zwischen 2 und 6 Jahre alt, hatten es geschafft, wie eine Klette an der Mutter zu hängen.
Beim Gehen klammerten sie sich an den Beinen fest, im Sitzen an der Taille, und beim Einschlafen – ich traute meinen Augen nicht, lagen die Arme wie bei einer Boa constrictor um den Hals der Mutter geschlungen. Hierfür ist Stramonium zuständig. Die Symptome bei Stramonium: Wildheit, Aggressivität, Gewaltanwendung, Verlangen nach Licht und Klammern an Personen. Diese Kinder klammern sich an die Mütter wie eine Würgefeige an einen Baum.
Das Mittel der Wahl ist wieder **Stramonium D 100 Mio.**

Kleinkindalter Infektionskrankheiten:

1. Mumps

Der Ziegenpeter ist eine Infektionskrankheit, die einen Schnupfen mit Schwellung der Speicheldrüsen verursacht. Wenn die Ohrspeicheldrüsen anschwellen, sieht das aus, als ob man eine Portion Essen noch im Mund hätte, daher der Ausdruck Hamsterbacke. Eine oder beide Seiten können betroffen sein. Mumps ist hochgradig ansteckend. Nach 2 Wochen sind Fieber, Schnupfen, Schwellung und Gliederschmerzen vorbei. Die Therapie besteht aus Ruhe und Wärmeapplikation. Bei Fieber geben wir **Belladonna D 30**. Grundsätzlich kann man alle viralen Erkrankungen mit
Virus Nosode D 30 und **Imipenem D 30** angehen.

Seit dem 01. April 2020 gibt es in Deutschland die obligatorische MMR – Impfung, eine Impfung gegen Masern, Mumps und Röteln. Die Politik und die Gesundheitsämter versprechen sich von dieser Dreifachimpfung eine Abnahme der Prävalenz von Masern, Mumps und Röteln. Ob diese drei Krankheiten jetzt unter der Impffolge seltener geworden sind, könnte das RKI (Robert Koch Institut) beantworten.

2. Windpocken

Windpocken natürlich behandeln – Ein Kind durchläuft viele Herausforderungen auf dem Weg zu einem starken Immunsystem. Kinderkrankheiten wie **Windpocken (Varizellen)** sind oft harmlos, aber hoch ansteckend. Der englische Schriftsteller Jerome K. sagte einst: „Liebe ist wie Masern, da müssen wir alle durch“. Ähnlich verhält es sich mit Kinderkrankheiten – sie sind natürliche Trainingsprozesse für die körpereigene Abwehr.

Die **Windpocken-Erkrankung** tritt meist im Kindesalter auf und zeigt sich durch juckende Hautbläschen und leichtes Fieber. Doch statt den Fokus ausschließlich auf den Erreger zu richten, sollte die **Stärkung des Immunsystems** im Vordergrund stehen. Ein gesundes Kind kann **Windpocken-Symptome** in der Regel gut bewältigen und erlangt danach eine lebenslange Immunität – ein Vorteil, den eine Impfung nicht in gleichem Maße bietet.
Natürlich spielt die moderne Medizin eine entscheidende Rolle, vor allem bei schwerwiegenden Infektionen wie Tetanus oder Diphtherie. Doch bei Bagatellinfektionen wie Varizellen, die meist mild verlaufen, ist eine ganzheitliche Behandlung oft der bessere Weg. Eine ausgewogene Ernährung, sanfte Naturheilkunde und eine achtsame Begleitung durch die Erkrankung fördern die natürliche Immunabwehr. Denn alles, was sich der Körper selbst erarbeitet, bleibt stabiler als das, was künstlich zugeführt wird.
Windpocken, auch **Wasserpocken** oder **Feuchtblattern** genannt, sind eine **Viruserkrankung**, die vom **Varizella-Zoster-Virus (VZV)** initiiert und durch **Tröpfcheninfektion** übertragen wird, also durch **Ansprechen**, **Niesen** und **Husten** sowie durch **direkten Kontakt** (Schmierinfektion durch Bläscheninhalt).

Der Name Windpocken rührt von der hohen Ansteckungsfähigkeit der Viren, von denen man auch dann befallen werden kann, wenn man zu infizierten Personen mehrere Meter Abstand einhält. Da das Virus an der Luft aber nur für 10 Minuten überlebt, wird die Krankheit in der Regel eher selten durch herumliegende Gegenstände oder Spielzeug übertragen.

Die meisten Infektionen ereignen sich im Winter und im Frühjahr. Weil die Viren sehr ansteckend sind, infizieren sich die meisten Menschen schon im Kindesalter, weshalb Windpocken als klassische Kinderkrankheit gelten. Dabei können Erwachsene, wenn sie als Kind für den Erreger nicht anfällig waren, die Infektion auch im fortgeschrittenen Lebensalter noch bekommen.
Das **VZV** besitzt einen besonderen Bezug zum Nervengewebe. **Nach überstandener Windpocken-Infektion legen sich die Viren in Nervenzellansammlungen ab und werden dort vom Immunsystem in Schach gehalten.**

Wenn die Betroffenen als Erwachsene eine Phase von Immunschwäche durchmachen, kann das Virus wieder aktiv werden und auch noch Jahrzehnte später eine Zweitinfektion in Gang setzen. Diese zeigt sich allerdings nicht mehr als Windpocken mit Bläschenausschlag am ganzen Körper, sondern als **Gürtelrose**, eine entzündliche Nervenerkrankung, die sich mit höchst schmerzhaftem Hautausschlag über den betroffenen Nerven äußert.

Windpocken gelten als Infektionskrankheit mit juckendem Hautausschlag. Später kann sich hieraus die Gürtelrose, die Herpes zoster Infektion entwickeln. Hier kann man die **Varizellen Nosode D 30** oder **Virus Nosode D 30** und **Imipenem D 30** geben.

3. Masern

Masern werden durch ein ausschließlich beim Menschen vorkommendes **RNA-Virus** ausgelöst. Die Krankheit überträgt sich durch direkten Kontakt mit Infizierten oder mittels Tröpfcheninfektion. **Masernviren** sind gegenüber Licht, Luft, Hitze und Desinfektionsmittel sehr empfindlich, so dass sie außerhalb des menschlichen Körpers nach etwa zwei Stunden absterben.

Die Krankheit wird praktisch kaum über gemeinsam benutzte Gegenstände übertragen.

Masern sind fünf Tage vor dem Beginn des Hautausschlages bis vier Tage nach seinem Abklingen ansteckend. Das Virus dringt über die Schleimhaut der Atemwege in den Organismus ein, wo es dieselben Symptome hervorruft wie bei Schnupfen, Husten und Bronchitis.
Von den Atemwegsschleimhäuten breitet es sich über die Blutbahn im ganzen Körper aus. Das ist auch der Grund, warum der maserntypische Hautausschlag erst nach einigen Tagen auftritt.

Masern sind eine generalisierte Infektion, die nicht auf Haut und Schleimhäute lokal begrenzt bleibt, sondern das ganze Immunsystem herausfordert. Menschen mit herabgesetzter Immunität und geschwächter Abwehr sind für schwere Verlaufsformen besonders anfällig, während die Infektion von abwehrstarken Personen insgesamt leichter und in der Regel komplikationslos überstanden wird.

Masern: Zweiphasiger Krankheitsverlauf

Nach einer **Inkubationszeit von etwa zehn bis vierzehn Tagen** beginnt das sogenannte Prodromalstadium, das ca. drei bis vier Tage anhält. In diesem Stadium lassen sich die Masern leicht mit einer Erkältungskrankheit verwechseln. Typisch sind **Schnupfen**, **trockene Bronchitis** und **Bindehautentzündungen**. Der kleine Patient ist „verrotzt, verheult und verschwollen".

Das Prodromalstadium geht oft mit **Fieber über 40 Grad** einher, ferner mit grippeähnlichen Symptomen wie **Übelkeit und Halsschmerzen**. Erste sichere Hinweise auf eine Maserninfektion sind die sogenannten **Koplik´schen Flecken an der vorderen seitlichen Schleimhaut der inneren Wangen**.

Die hellweißen Flecken auf entzündlich gerötetem Untergrund sind etwa 1 – 2 mm groß und treten gegen Ende des Prodromalstadiums auf.
Nach knapp zwei Wochen entwickelt sich der **zweite Krankheitsgipfel**. Das Prodromalstadium geht in das sogenannte Exanthemstadium **(Stadium des Hautausschlags)** über. Das am Ende des ersten Stadiums gesunkene **Fieber steigt wieder an**.
Es entwickelt sich ein aus **knotigen rötlichen Flecken** bestehender Hautausschlag, der auch zusammenfließen kann. Er beginnt meist hinter den Ohren und breitet sich innerhalb eines Tages **über den ganzen Körper** aus. Der Ausschlag „blüht" etwa **fünf Tage lang**; dann bildet er sich zurück bis zu einem trockenen und leicht schuppigen Stadium, das narbenlos abheilt. Im Exanthemstadium entwickeln sich häufig **Lymphknotenschwellungen**.
Wer einmal eine Maserninfektion durchgemacht hat, bleibt sein Leben lang gegen eine Zweitinfektion immun. Allerdings kann es während und nach einer Maserninfektion zu einer allgemeinen Immunschwäche kommen, die wiederum dazu führt, dass sich eine andere Infektion als bakterielle Superinfektion im geschwächten Organismus ausbreitet. Ein typisches Beispiel ist die Mittelohrentzündung während und nach einer durchgemachten Maserninfektion.

Masern sind eine sehr ansteckende Kinderkrankheit. 1 von 1000 Kindern bekommt hierdurch eine Masern – Enzephalitis, also eine Hirnentzündung, die in 10 bis 20 % zum Tod führen kann (1 Todesfall auf 10.000 Masernfälle).

Quelle = https://www.vfa.de/de/gesundheit-versorgung/impfen/impfung-masern-mumps-roeteln
windpocken?msclkid=3b50094b9f6d151d85c561b6ea367e0d&utm_source=bing&utm_medium=cpc&utm_campaign=%5BMSDN%5D+Impfungen&utm_term=https%3A%2F%2Fwww.vfa.de%2Fde%2Farzneimittel-forschung%2Fimpfen%2Fimpfung-masern-mumps-roeteln-windpocken&utm_content=Impfungen%C2%A0%E2%80%93+dynamische+Anzeigengruppe
Kurze Internetadresse: https://tinyurl.com/38r7mcws

Eine Impfpflicht besteht seit dem 01.04.2020. Um die Impfung ohne Folgen zu überstehen, lohnt es sich, vorher und nachher **Thuja D 200** und die **Masern Nosode D 30** zu geben. In einzelnen Fällen kommt es unter Masern Nosode D 30 und D 200 zu einem Anstieg der Antikörper gegen Masern, sodass auf die Impfung im Einzelfall durch den Nachweis des Antikörperspiegels verzichtet werden kann.

4. Röteln

Röteln (Rubella, Rubeola) sind eine weltweit verbreitete **virale Infektionskrankheit**, die vor allem im Kindesalter auftritt. Obwohl die **Rötelninfektion** meist einen **milden Verlauf** nimmt, ist sie hoch ansteckend. Der Erreger, das **Rubivirus** (auch **Rubellavirus** genannt), wird ausschließlich von Mensch zu Mensch übertragen und breitet sich über **Tröpfcheninfektion**, beispielsweise durch Husten oder Niesen, aus.

In Ländern ohne flächendeckende **Rötelnimpfung** infizieren sich bis zu 90 % der Bevölkerung bereits in der Kindheit mit dem **Rötelnvirus**. Die Inkubationszeit beträgt **zwei bis drei Wochen**, bis erste Symptome auftreten. In vielen Fällen verläuft die **Rötelnerkrankung** unbemerkt oder mit nur **milden Beschwerden**, wie leichtem Fieber, einer **Schwellung der Lymphknoten** und einem **kleinfleckigen Hautausschlag**. Dieser beginnt typischerweise im Gesicht und breitet sich anschließend über den gesamten Körper aus.

Während die **Röteln** für Kinder meist harmlos sind, kann eine Infektion während der Schwangerschaft schwerwiegende Folgen haben. Das **kongenitale Rötelnsyndrom** kann beim ungeborenen Kind zu Entwicklungsstörungen und Fehlbildungen führen. Daher wird eine **Röteln-Immunisierung** besonders für Frauen mit Kinderwunsch empfohlen.

Die naturheilkundliche Behandlung zielt darauf ab, die **Symptome der Röteln** zu lindern und das **Immunsystem** zu stärken. Neben ausreichender **Flüssigkeitszufuhr**, Ruhe und sanften fiebersenkenden Maßnahmen können auch pflanzliche Mittel wie **Kamille**, **Holunder** oder **Echinacea** unterstützend wirken, um den Körper bei der Infektabwehr zu unterstützen.

Quelle = https://www.naturheilkundliche-selbstmedikation.com/roeteln/

Kommt es zu Komplikationen nach einer Röteln Infektion, gibt man zur Ausleitung **Rubeola D 30** und **Imipenem D 30**. Rubeola ist die Röteln – Nosode.

5. Keuchhusten

https://www.naturheilkundliche-selbstmedikation.com/impressum-naturheilkundliche-selbstmedikation/keuchhusten

Keuchhusten ist mehr als nur eine bakterielle Infektion der Atemwege – er kann auch als Ausdruck einer tieferen körperlich-seelischen Wechselwirkung betrachtet werden. „Das Verständnis des Menschen in seiner leib-seelischen Ganzheit ist in besonderer Weise in der Kinderheilkunde vonnöten. Reagiert doch gerade das Kind auf emotionale Schwierigkeiten sehr häufig mit Organbeschwerden. Es geht dabei um parallel oder in Wechselwirkung stehende, unbewusste Abläufe, die – werden sie auch therapeutisch erkannt – einen günstigen Ablauf des Krankheitsgeschehens gewährleisten“, schreibt der psychosomatische Arzt Professor Rudolf Klußmann.

Gerade bei **Pertussis**, auch bekannt als **Stickhusten** oder **Tussis convulsiva**, spielen nicht nur die physischen Symptome eine Rolle, sondern auch psychosomatische Aspekte.

Der anfallsartige, **krampfartige Husten**, der mit dieser Erkrankung einhergeht, kann Ausdruck einer tieferen Belastung sein. Kinder, deren Atemwege besonders empfindlich auf äußere und innere Reize reagieren, sind häufig anfälliger für **starken Husten** und hartnäckige Infektionen. Deshalb sollte die Behandlung nicht nur auf die Bekämpfung der bakteriellen Erreger abzielen, sondern auch die emotionalen und psychosomatischen Aspekte berücksichtigen. Ein ganzheitlicher Ansatz, der die körperlichen und seelischen Ursachen von **anfallsartigem Husten** mit einbezieht, kann helfen, den Heilungsverlauf positiv zu beeinflussen und langfristige gesundheitliche Stabilität zu fördern.

Keuchhusten: Seelische Ursachen und körperliche Symptome

Keuchhusten ist eine der gefährlichsten Kinderkrankheiten, vor allem für Babys im ersten Lebensjahr. **Er tritt vor allem dann auf, wenn Kleinkinder mit der Entwicklung einer gesunden Aggression Probleme bekommen.** Aggression ist ein lebenswichtiges Prinzip, gleichzeitig aber von bedrohlicher Dimension. Werden Themen und Verhaltensweisen, die im Zusammenhang mit einer gesunden Offensivität und Impulsivität stehen, von Eltern und Erziehern offen oder unbewusst tabuisiert und unterdrückt, können sich beim Kind notwendige Aggressionsdurchbrüche nicht entwickeln. Die daraus entstehende Hemmung äußert sich in sehr bildhaften Beschwerden: **Keuchhustenkinder** entwickeln einen nicht löslichen und damit nicht „erlösenden“ Husten, der **anfallsartig** verläuft und **mit einer lebensbedrohlichen Verkrampfung** einhergeht: Das Kind bekommt seine Hustenanfälle kaum noch in den Griff. Wie gefährlich es ist, Aggressivität unterdrücken zu müssen, zeigt sich in der Unfähigkeit, überhaupt noch Luft in die Lungen zu bekommen.

Ältere Kinder greifen während des Hustenanfalls nach der Technik, durch eine schnappende Atmung einatmen zu können. Wenn die Luft am geschwollenen Kehlkopf vorbei eingesogen wird, entsteht das typische Keuchgeräusch.

Stickhusten: Wann in die Klinik?
Für Säuglinge sind die typischen Atemschwierigkeiten des **Keuchhustens** sehr gefährlich, da sie noch nicht die spezielle Atemtechnik entwickeln können, durch Keuchen Luft in die Lungen zu bekommen. **Bei Verdacht auf Keuchhusten sollte ein Baby deshalb nach Möglichkeit sofort in die Klinik**, wo es beobachtet wird, nötigenfalls Sauerstoff zugeführt bekommt und die Austrocknung, die als Folge des heftigen Erbrechens durch hochgewürgten Schleim auftritt, durch Infusionen ausgeglichen werden kann. Zu den gefürchteten Komplikationen beim Keuchhusten von Säuglingen zählen Atemstillstand und Lungenentzündung.

Pertussis: Vorbeugen durch eine ausgeglichene Psyche
In der Fachliteratur der **Kinderheilkunde** wird ausschließlich die Schutzimpfung als einzige wirklich wirksame Vorbeugungsmaßnahme gegen Keuchhusten erwähnt. Diese entspringt einem Krankheitsverständnis, dessen Wurzeln in Biochemie und Immunologie gründen. **Dass es auch eine seelische Schutzimpfung geben kann, liest man nirgends**. Sie ist in erster Linie eine Aufgabe für die Eltern: Den gesunden aggressiven Impulsen ihres Kindes zum Durchbruch zu verhelfen, Erziehung zu Mut und Zivilcourage, das Fördern von Konfliktfähigkeit, Einsatzfreude, Offensivität, Durchsetzungsfähigkeit und Selbstbehauptung. **In dem Maße, wie Eltern bei sich selbst Offensivität und Impulsivität zulassen können, sind ihre Kinder vor Keuchhusten geschützt.**

Behindern Eltern hingegen die Aggressionsentwicklung ihres Kindes aus einem falsch verstandenen Harmoniebedürfnis, kann dies zu (lebensgefährlichen) Krämpfen führen und blokkiert die Entwicklung zum „elastischen" Umgang mit aggressiven Impulsen im Erwachsenenalter.

Kinderärzte verschreiben bei Verdacht auf Keuchhusten in der Regel **Antibiotika**, vor allem Erythromyzin. Bei schweren Verlaufsformen und insbesondere bei Babys sind Antibiotika in manchen Fällen notwendig und unverzichtbar.

Der Keuchhusten zeichnet sich durch heftige und nicht unterdrückbare Hustenanfälle aus.
Bei Covid 19 – Husten waren **Bryonia D 30** (Zaunrübe) und **Pertussinum D 30** (Keuchhusten Nosode) besonders wirksam.

6. Scharlach

https://www.naturheilkundliche-selbstmedikation.com/impressum-naturheilkundliche-selbstmedikation/scharlach

Der englische Name **Scarlett** leitet sich von der lateinischen Bezeichnung **scarlatum** für eine **hochrote Farbe** ab – und genau diese intensive Rötung gab der Kinderkrankheit **Scharlach** ihren Namen. In der medizinischen Fachsprache wird sie als **Scarlatina** oder **Scharlachfieber** bezeichnet. Die Erkrankung ist eine hochansteckende **bakterielle Infektion**, die durch **β-hämolysierende Streptokokken der Gruppe A** (Streptococcus pyogenes) ausgelöst wird.

Charakteristisch für Scharlach sind der typische rote Hautausschlag, die hochrote, oft als Erdbeerzunge bezeichnete Zunge sowie hohes Fieber. Das eigentliche Risiko der Streptokokken-Infektion liegt jedoch nicht in den Bakterien selbst, sondern in den von ihnen produzierten **Toxinen (Giften)**.

Diese können – insbesondere bei einer geschwächten Immunlage – den gesamten Körper überschwemmen und ernsthafte Komplikationen verursachen. Besonders gefürchtet sind **Folgeschäden an Gelenken, Herz und Nieren**, wie beispielsweise das **akute rheumatische Fieber** oder eine **Glomerulonephritis**.

Die Behandlung von **Scharlach-Infektionen** erfolgt meist mit Antibiotika, doch auch **naturheilkundliche Methoden** können zur **Linderung der Symptome** beitragen. Pflanzliche Heilmittel mit **entzündungshemmender und fiebersenkender Wirkung**, wie **Salbei**, **Kamille** oder **Thymian**, können die Genesung unterstützen. Ebenso sind **eine ausreichende Flüssigkeitszufuhr**, **Bettruhe** und **Immunstärkung** wichtige Maßnahmen, um den Körper in der Krankheitsbewältigung zu unterstützen und das **Infektionsrisiko für Komplikationen** zu minimieren.

Wegen der gefürchteten Toxinwirkungen wird Scharlach von Kinderärzten meist mit Antibiotika behandelt. Sicherlich ist diese Medikation in Einzelfällen notwendig und sinnvoll; ein krankes Kind wird aber nur dann eine wirkliche Immunität entwickeln, wenn man ihm die Möglichkeit gibt, die Infektion aus eigener Kraft zu überwinden. Früher starben Kinder an Scharlach, weil sie unterernährt waren und gerade im Winter unter chronischen Vitamin- und Mineralstoffmängeln litten. Bei der heutigen guten Ernährungslage – frisches Obst und Gemüse während des ganzen Jahres – sind derart dramatische Krankheitsverläufe kaum noch zu befürchten.

Scharlach: Typische Symptome

Die Anfangssymptome von Scharlach sind recht unspezifisch: Die Krankheit beginnt meist mit **plötzlich auftretendem Fieber um 38° C**. Nach zwei Tagen erreicht es seinen Höhepunkt und fällt dann langsam wieder ab. Zum Fieber gesellen sich **entzündete Mandeln**, **Halsschmerzen** und **Schluckbeschwerden**.

Oft sind die **Lymphknoten von Unterkiefer und Hals leicht geschwollen**. Den meisten Kindern ist am ersten Krankheitstag **übel bis hin zum Erbrechen**. Zu Fieber und Übelkeit gesellen sich bald weitere typische Krankheitssymptome: Im Bereich von Dekolleté, Achsel- und Leistenbeuge beginnt ein **Ausschlag, der sich innerhalb eines Tages über den ganzen Körper ausbreitet**. Allerdings tritt das Ekzem nicht im Bereich von Mund und Kinn auf. „Milchbart" sagt der Volksmund zu dieser auffallenden Blässe im unteren Gesichtsdreieck. An den übrigen Hautpartien entwickelt sich ein Ausschlag aus **winzigen, sehr dicht zusammenstehenden Stippchen**, der fast an Sandpapier erinnert. Nach etwa drei Tagen wird die anfangs weiß belegte Zunge knallrot **(„Himbeerzunge")** mit vielen kleinen Punkten. Die intensive Rötung gab dem Krankheitsbild seinen Namen.

Es dauert etwa eine Woche, bis die Haut sich abzuschuppen beginnt. Erst nach weiteren drei bis acht Wochen ist das Ekzem so weit abgeheilt, dass man keine Spuren mehr sieht.

Scharlach ist eine ansteckende bakterielle Erkrankung, die mit Halsschmerzen einher geht. Bei Erwachsenen kommen hier noch Bauchschmerzen und Kopfschmerzen hinzu.
Scarlatinum D 30, die **Scharlach Nosode D 30** und **Imipenem D 30** wären hier die Mittel der Wahl, neben **Belladonna D 30** und dem **Entzündungs Komplex Z**. Gegebenenfalls würde man hier auch den **Immun Komplex Z** geben, wie bei allen viralen Erkrankungen.

01. Ein- und Durchschlafschwierigkeiten

Kinder, die nicht durchschlafen können, profitieren von **Coffea D 100 Mio.** oder dem **Schlaf Komplex Z**. Bei Aufregung nach Kindergeburtstagen und bei Zahnung gibt man **Chamomilla D 30**.

02. Pavor nocturnus, der Nachtschreck

Bei nächtlichen Angstattacken gebe ich **Trauma Komplex Z** und **Aconit D unendlich**.
Bei Pavor nocturnus sind nach kinderärztlicher Erfahrung diese Mittel sehr erfolgreich: **Cypripedium pubescens D 30**, **Phosphorus D 30**, **Stramonium D 30**, **Avena sativa D 30** und **Valeriana D 30**.
Der Name Nachtschreck ist eigentlich zu harmlos ausgedrückt, wenn man weiß, wie schlimm dieser nächtliche Schrecken für die Kinder und die meist hilflosen Eltern sind.

03. Nykturie

Das nächtliche Wasserlassen ist von der Behandlung her unsicher. **Blasenkontrollzentrum D 30** hilft oft erstaunlich gut. Falls die Ursachen bei der Blase liegen, würde man den **Blasen Komplex Z** geben. Liegen die Probleme eher im psychischen Bereich – Wut, Zorn, Abwehr, Unfähigkeit, seinen Protest zu formulieren, kann man den **Psycho Komplex Z** geben.
Bei Beidhändigkeit oder Umlernen von links nach rechts würde man eines der drei die Lateralität (die Seitendominanz) stabilisierenden Mittel geben: **Corpus callosum D 30**, **Merkur Pl D 30** oder **Smaragd D 1000**.

04. Gestörter Schlafplatz

Schlafplatz Zimmer, Haus, Grundstück
Falls Kinder unausgeschlafen aufwachen, denkt man an ein Störfeld unter dem Bett, eine Wasseraderkreuzung oder eine Kreuzung der Gitternetze. Falls man das Bett umstellen kann, wäre das optimal, ansonsten kann man zunächst mit dem Kopf am Fußende schlafen, um die Position zu wechseln. Gleichzeitig gibt man bis zu einer dauerhaften Lösung den **Strahlenschutz Komplex Z**.

Falls die Strahlung das ganze Haus betrifft, würde man hier noch den **Gebäude Komplex Z** einsetzen.

Gebäude Komplex Z
Schutz Komplex Z
Strahlenschutz Komplex Z
optimale Gebäudeaura D 30
Lymph Komplex Z
positive Hausenergie D 30,
gut gestimmte Hausseele D 30,
Trauma Komplex Z,
Aconit D unendlich

05. Würmer

Askariden sind Würmer, die uns häufig befallen. Nach einer Fortbildung in Baden – Baden hatte ich gehört, dass die Askariden unter anderem die Rechtschreibstörungen verursachen können, indem sie Fuselalkohole produzieren, die das Lese- und Schreibzentrum im Gehirn benebeln.
Hier würde man **Crotalus horridus D 6**, **D 12** und **D 30** versuchen, um die Würmer zu entfernen.
Zusätzlich gibt man die Parasiten **Nosode D 30** und **Impenem D 30**.

Die Schulzeit – das Alter zwischen 6 und 18 Jahren

01. Angst vor der Schule

Die Angst vor der Schule setzt sich aus mehreren Komponenten zusammen.

Die Angst vor dem Schulweg
Hier gibt es oft Rangeleien zwischen rivalisierenden Kindern einer oder mehrerer Klassen und körperliche Auseinandersetzungen, die bei den Verlierern dieser Schulkämpfe Ängste auslösen.

Die Angst vor dem Lehrer / der Lehrerin
Lehrer sind auch nur Menschen, und je nach Prägung bevorzugen sie ihre Lieblinge und stellen jene bloß, die sie nicht mögen. Gehört man zu den Gemobbten, die vor der Klasse Aufgaben gestellt bekommen, die sie nicht lösen können, gehören sie zu den Verlierern. Sie werden dann mit der Bemerkung in die Schulbank geschickt: „Ich wusste ja schon vorher, dass Du das alles nicht kannst". Dann lösen diese Demütigungen nicht den gewünschten Fleiß aus, sondern diese verbalen Hinrichtungen führen zur Depression, Tatenlosigkeit, zu Angst, Rachegefühlen und im seltenen Fall auch zu den ersten Straftaten.

Die Angst vor der Blamage, die Angst vor dem Versagen
Die Angst vor schlechten Noten, vor dem Blamieren beim Nichtwissen, die Angst, nicht frei sprechen zu können, die Angst vor dem Stottern, heute die Angst vor der deutschen Sprache, die nur unvollständig beherrscht wird, die Angst, im weitesten Sinne zu versagen, die Angst, nicht zu verstehen, was der Lehrer unterrichtet. Die Angst vor der Demütigung bei allen möglichen Situationen.

Die Angst vor den Eltern, wenn das Kind nicht die Schulleistung erbringen kann, die die Eltern von dem Kind erwarten.

Die Summe dieser möglichen Ängste behindert das Kind am fröhlichen Umgang mit der Schule als Begegnungsstätte mit anderen Kinder, freundlichen Lehrern und der Möglichkeit, endlich das nötige Wissen zu erwerben, das in dieser Welt unabdingbar ist, um später auch richtige Entscheidungen treffen zu können. Wir treffen unsere Entscheidungen – alle – vor dem Hintergrund unserer Erfahrungen. Und je mehr hinderliche Glaubenssätze wir eingeprägt bekommen und später als „eigene Meinung" und „eigene Erfahrung" über uns und die Welt in uns tragen, desto schwerer wird es, einen offenen und freien Lebensweg erschaffen zu können.

Schlechte Erfahrungen, die sich wiederholen, werden in unserem Unterbewussten zu „hinderlichen Glaubenssätzen"', wie „es reicht bei mir nicht, ich bin unfähig, ich bin unbeliebt, ich kann die Aufgaben dieser Welt nicht bewältigen" und andere ähnliche Sätze, die das gesunde Wachstum eines gesunden Selbstwertgefühles verhindern.

In solchen Fällen ist es wohltuend, wenn man zusammen steht mit Kindern, die ähnliche Selbstwertstörungen haben. Man raucht zusammen, man heckt Pläne aus, wie man Lehrer hereinlegen kann, man denkt über Strategien nach, wie man zu guten Noten kommt, auch wenn man nicht das nötige Wissen hat und Ähnliches. Aus Rache könnte man Lehrer mit ungehörigen Fragen kompromittieren. Man gehört wenigstens zu einer Clique, egal, welche Mutproben man bestehen muss. Eine gefährliche Mutprobe ist das k.o. – Trinken (Komasaufen, Binge Drinking). Man rutscht durch den Mangel an Selbstwertgefühl in schlechte Gesellschaft. Nikotin, Alkohol, Cannabis, härtere Drogen, Kriminalität.

Was können Eltern unternehmen, um die hinderlichen Glaubenssätze nicht allzu schnell anwachsen zu lassen? Und was können sie tun, damit ihre Kinder nicht in schlechte Gesellschaft kommen?

Unabhängig von den Schulnoten können Eltern ihre Kinder lieben, gewissermaßen bedingungslos. Sie sagen also nicht: „Wenn Du in der Schule nicht gut bist, liebe ich Dich nicht mehr". Aber sie können sagen: „Bevor Du Deine Aufgaben nicht gemacht hast, kannst du nicht mit den Nachbarkindern spielen". Also, man zeigt den Weg, man gibt Grenzen, aber man macht die Liebe zu einem Kind nicht von irgendwelchen Bedingungen abhängig. Das klingt leicht und logisch, und ist doch nicht so einfach zu realisieren.

Wenn wir also Kinder in Ängste und Zwänge treiben, werden die Kinder diese Ängste und Zwänge internalisieren und damit lebenslänglich leben müssen. Daher ist der pflegliche Umgang mit Kindern außerordentlich wichtig für die Zukunft unseres ganzen Lebens.

Die Mittel für die Stärkung des Selbstwertgefühls und damit eine Strategie gegen die „schlechte Gesellschaft".

Selbstwert Komplex Z, Selbstsicherheits Komplex Z, Motivations Komplex Z, Lebensfreude Komplex Z, Rechtsdrehung D 1000.

Als ich einmal, ohne zwei Bingo Spielerinnen zu fragen, am Klavier zwei kurze Stücke in einem Hotel spielte, beschwerten sich die beiden Damen, ich hätte sie nicht um Erlaubnis gefragt. Nachdem ich meinen Fehler zugegeben hatte, insistierten sie mit den gleichen Vorwürfen. Ich fragte sie, wie oft sie ihre Vorwürfe noch wiederholen wollten? Aber sie hörten einfach nicht auf.

Meine kinesiologischen Kolleginnen, die mich gerne gehört hatten, strichen sich auf einmal alle den **Friedens Komplex Z** ein, und plötzlich wurden die beiden gestörten Frauen friedlich.

Würde das in einer Schule auch gehen? Bei Mobbing streicht man sich **Lachesis D 300.000** ein, die **Familienaufstellung D 1000**, den **Friedens Komplex Z** und den **Harmonie Komplex Z**? Es wäre eine neue Strategie, statt sich verbal zu äußern, sich energetisch aufzubauen.
Für eine gute Erwartung für die eigene Entwicklung gibt man den **Rosenthaleffekt D 30**, und wenn man nur gute Stimmung haben möchte, das **Energiefeld D 30**.

Letztlich ist es eine Frage des Rückgrates, ob man zur Wahrheit steht, oder ob man sich auf ein Lügengebäude einlässt, von dem man schon zu Beginn weiß, dass es eines Tages einstürzen wird.

02. Schulstress

Schule macht Druck, und Druck empfinden wir als Stress. Unsere Enkelin wurde einmal in der Schule von ihrer Lehrerin gefragt, wie man ihrer Meinung nach zu guten Schulnoten kommt. Lapidar antwortete sie: Am besten, man passt im Unterricht auf.
Nach meiner Auffassung ist Stress nichts anderes als unerledigte Arbeit. Und insofern man täglich Hausaufgaben machen muss, ist hier auch Stress vorgezeichnet.

Wie geht man mit diesem Stress am besten um?
Man sorgt dafür, dass die Sinnesorgane wie Augen und Ohren in Ordnung sind, um im Unterricht optimal mitzukommen.

Man sorgt für ordentliche Körperpflege und Kleidung, um nicht zu sehr aufzufallen und in die Schulgemeinschaft aufgenommen werden zu können.
Man sorgt für einen guten Ernährungszustand des Kindes, damit es nicht mit hungrigem Magen dem Unterricht folgen muss. Man umhegt das Kind mit Liebe und Fürsorge, und lässt es gleichzeitig Erfahrungen von Verantwortung machen, indem man es allein zum Einkaufen schickt, oder was dem Alter gerade entsprechen mag.
Das Gleichgewicht von beschützen und loslassen ist ein Balanceakt, der keineswegs immer gelingt. Kinder brauchen erst die Wurzeln, dann die Flügel.

Je nach dem, wie ein Kind in der Schule mitkommt, ist Nachhilfeunterricht erforderlich – das sollten die Eltern möglichst delegieren. Tägliches Üben mit den Eltern ja, Nachhilfestunden durch ältere Kinder, die pädagogisch ausreichend geschickt sind.

Bei Schulstress hilft der **Stress Komplex Z**. Ansonsten kommen noch diese Mittel in Frage: **Schul Komplex Z**, **Konzentrations Komplex Z**, **Lern Komplex Z**, **Angst Komplex Z** und **Prüfungs Komplex Z**.

03. Zappelphilipp

Die innere Unruhe wird nicht nur zerebral gesteuert, sondern wippende Bewegungen und Hin- und Herrutschen auf dem Stuhl kann auch auf Zinkmangel hinweisen. Das Gleichgewicht von Magnesium, Kupfer und Zink sorgt dafür, dass unsere Muskulatur richtig arbeiten kann und weder Zappeligkeit noch Krämpfe entstehen. Hierfür würde man **Zincum metallicum D 12**, **Magnesium carbonicum D 30** und **Cuprum metallicum D 1000** geben.

04. Konzentrationsstörungen

Eine Kollegin Monika berichtete mir vor ca. 3 Jahren, dass sie ein besonderes Erlebnis mit einem Jungen mit ADHS hatte. Ritalin schien ihm zu helfen, seine Unruhe zu meistern. Monika versuchte, ihn mit Hilfe von kinesiologischen Übungen zu stabilisieren, was aber nicht gelang. Erst, als sie ihm den **Konzentrations Komplex Z** und **Lern Komplex Z** verabreichte, konnte er seine innere Unruhe und Zappeligkeit ablegen.

Ich selbst habe von diesen beiden Komplexen profitiert, als ich nachts über die Autobahn gefahren bin und müde geworden bin. Meine Konzentration hatte dann nach dem Stirnstrich wieder eingesetzt, sodass ich ohne das Gefühl der Gefährdung weiterfahren konnte.

05. Lernschwierigkeiten, keine Lust auf Lernen, Überforderung

Als Kind sollte man ja eine spontane Neugier in sich tragen, die Welt zu erforschen, zu lesen, zu schreiben, Mathematik zu betreiben und die Wunder der schriftlichen Kommunikation zu erforschen, Geheimschriften zu lernen oder auch selbst zu generieren.
Möglicherweise – eine vage, nicht überprüfte Theorie – könnten die digitalen Systeme wie Fernsehen, Smartphone und PC alles Wissen liefern, sodass wir keine Einsicht mehr darin haben, dieses Wissen für uns selbst zu generieren und in unserem Kopf zu speichern, wenn es ja schon in allen Medien abrufbar ist.
Wenn die Motivation nicht anspringt, haben wir ein Problem, denn die Motivation, Wissen zu erwerben, um die Welt in ihren Mechanismen zu erkennen, muss von innen kommen.

Für die Stärkung der Motivation haben wir den
Motivations Komplex Z.
Bei allen Lernschwierigkeiten kommt der
Konzentrations Komplex Z, der **Lern Komplex Z** und der
Zuversichts Komplex Z in Frage.

06. Legasthenie, Dyskalkulie, Lese-, Rechtschreib- und Rechenschwäche

Die Lese- und Rechtschreibschwäche scheint mehrere Ursachen zu haben. Einerseits kann es an einer Störung der Augen liegen, die die Buchstaben und Zahlen nicht richtig erkennen können. Andererseits scheint es auch eine Impffolge zu sein, wie Friedrich Klammroth in mehreren Büchern nachvollziehbar dokumentiert. Schließlich scheint es eine zerebrale Verarbeitungsstörung zu geben, die auf
zerebrale Verarbeitung D 30 reagiert.
Bisher hat sich der Potenzakkord
Crotalus horridus D 6, D 12, D 30 bewährt.

Die Dyskalkulie – die fehlende Vorstellung, was Zahlen genau bedeuten – 4 m und 4 km – wo liegt der Unterschied? Das können Dyskalkuliekinder nur schwer beschreiben. Hier empfiehlt sich dann dass Mittel **Dyskalkulie D 30** und
Lycopodium D 1000.

Wenigstens eine Mutter hatte mir bei den Erfolgen nach **Lycopodium D 1000** bei Rechenschwäche eine Rückmeldung gegeben und sich herzlich bedankt.

kurzer Film auf englisch mit Text,
Link = https://www.youtube.com/watch?v=6jUv3gDAM1E

Autismus wird von der konventionellen Medizin als genetische Störung wie X – Chromosomenbruch und Trisomie 21 angesehen. Eine Impffolge wird nicht einmal als Möglichkeit genannt.
Nach meinen Testungen ist Autismus eine Impffolge, in erster Linie nach Polio Impfung.

Ein Junge aus einer deutschen Gemeinde in Belgien hatte bis zum 3. Lebensjahr eine normale Sprachentwicklung. Nach der ersten Impfung bekam er Fieber, nach der zweiten Impfung einen Krampfanfall, und nach der dritten Impfung Sprachverlust, Kontrollverlust, es gab nur noch Destruktion bis zum 9. Lebensjahr.

Nach der Impfausleitung mit **Impf Komplex Z** und **Thuja D 200** kam es zu einer Erstreaktion mit grünem Stuhl für drei Tage, danach langsame Normalisierung der destruktiven Tätigkeit, sodass die Eltern jetzt, nach 6 qualvollen Jahren, wieder mit ihm zu andern Menschen gehen können, um sie zu besuchen, ohne dass die Wohnung sofort demontiert und abgebaut wird. Die Kommunikation wurde besser, bis zum Abbruch unserer Therapie war die Sprache noch nicht wieder hergestellt, schien aber zu kommen.
Im übrigen würde man den **Autismus Komplex Z** einsetzen.

08. ADHS

Die Konzentrationsschwäche in der Schule ist ein riesiges Problem, weil die Lehrer auf die Konzentration, Aufmerksamkeit und Merkfähigkeit ihrer Schüler angewiesen sind, wenn sie etwas dauerhaft ins Bewusstsein bringen möchten. Und wenn nur ein Schüler in der Schule ständig vor sich hin brabbelt oder sich bewegt, werden alle anderen gestört und der Unterricht wird zur Farce.

Speziell, wenn die Mehrzahl der Kinder kein deutsch versteht und so jeder Nachbar ständig gefragt wird, ob er verstanden hat, was der Lehrer gesagt hat, ist das Chaos schon vorprogrammiert.

Falls ADHS eine Impffolge ist, dann wäre eine Impfausleitung mit **Impf Komplex Z** und **Thuja D 200** das Mittel der Wahl, um hier wieder Ordnung in das gestörte Gehirn zu bringen.

09. Bauchschmerzen

Bei Bauchschmerzen müssen Kinder nicht in die Schule gehen. Das lernen sie schon sehr früh. Dabei ist es auch für kluge Eltern oft nicht zu unterscheiden, ob die Bauchschmerzen eher physischer Natur sind (beginnende Blinddarmentzündung), oder doch psychisch bedingt, durch Angst vor einer Klassenarbeit oder durch andere Ängste.

Chamomilla D 30 und **Carminativum Hetterich Tropfen** scheinen die Bauchschmerzen günstig zu beeinflussen.

10. Mitläufer, keine eigene Meinung

Weiter oben hatten wir die Frage gestellt, was können Eltern tun, damit Kinder nicht in schlechte Gesellschaft geraten? Das beste Gegenmittel ist eine klare eigene Meinung. Dazu gehört auch, dass man sich nicht der Meinung der Mehrheit unterordnen muss.
Falls man schon als Heranwachsender weiß, dass Nikotin schädlich und auf die Dauer sogar tödlich sein kann, und man für sich selbst beschließt, auf jeden Fall später nicht am Raucherbein zu leiden, kann man rechtzeitig gegensteuern. Da die meisten ein Suchtverhalten genau genommen verachten oder hassen, weil Sucht ja eine Abhängigkeit von der Tabakindustrie bedeutet mit dem Problem der ewigen Geldbeschaffung, gibt es genügend Gründe, sich von einer Suchtclique fern zu halten. So hätte man durchaus genügend Argumente für eine Mitgliedschaft in einer Clique ohne Nikotin, Alkohol und Drogen, vielleicht auch ohne sinnlose lebensgefährliche Mutproben. Falls man merkwürdig angeschaut wird, klinkt man sich aus und sagt: „Tut mir leid, eure Ziele sind nicht meine Ziele".

Das hingegen setzt Rückgrat voraus, Mut, anders zu sein als die anderen. Vielleicht braucht es auch Mut zu fragen: „Wollt ihr wirklich später an einem Raucherbein sterben, oder an Lungenkrebs? Das könnt Ihr doch nicht wollen, nur weil Rauchen unter Jugendlichen „in" ist, oder zu den Ritualen gehört?"

Bei einer solchen Diskussion muss man natürlich mit Anfeindungen rechnen, und die Frage ist, ob das Kind, der Jugendliche, einem solchen Druck gewachsen ist oder dem Druck nachgeben muss. „Feigling, Du hast ja nur Angst vor dem Lungenkrebs!".

Mit diesen Mittel kann man den inneren Rücken stärken: **Selbstsicherheits Komplex Z**, **Selbstwert Komplex Z**, **Haltungs Komplex Z** und **Motivations Komplex Z**.

11. Erpressung

Wer kann schon ein fehlerloses Leben vorweisen? Falls wir Fehler machen, die gesellschaftlich nicht akzeptabel sind, sind wir sofort erpressbar. Falls wir heimlich rauchen, kann jeder der Clique zu mir sagen: „Wenn Du mir nicht 100 Euro pro Monat gibst (als erzwungenes Geschenk natürlich), sage ich Deinen Eltern, was Du hier tust."
Sofort ist man erpressbar. Jeder, der die Filme über die Mafia kennt, kennt solche und ähnliche Geschichten. Jeder, der über die Methoden der ehemaligen DDR Bescheid weiß, wie inoffizielle Mitarbeiter angeworben werden, weiß, wie Erpressung funktioniert. Letztlich ist es immer sehr schwer, aus der Erpressungsfalle wieder herauszukommen, wenn man erst mal darin gefangen ist. Nach meinen Kenntnissen ist es fast immer so gut wie unmöglich.

Hier gibt man das Mittel
Durchschlagung des Gordischen Knotens D 30 oder **unkonventionelle Lösung D 30**.

Wie funktioniert Pubertät?

Plötzlich ist es still in der Kommunikation zwischen Eltern und Kindern, die Eltern fragen, aber sie bekommen keine Antworten. Die Kinder fragen auch nicht mehr, sondern versuchen, ihre Probleme selbst zu lösen. Wie viele Erfahrungen muss man ein Kind selbst machen lassen, und wie viele Erfahrungen sollte ein Kind selbst nicht machen?

Ganz grob könnte man die Pubertät so sehen: Von der Geburt bis zum 11. Lebensjahr können die Eltern aus Sicht der Kinder alles, machen alles, sind Vorbild. Sie werden kopiert, sodass „das alte Wissen" schon mal in den Kinderköpfen drin ist. Dann kommt die Wende. Vom 11. bis 21. Lebensjahr sind die Eltern abgemeldet, aus dem Kopierprogramm rausgeflogen, bekommen keine Anerkennung durch die Kinder, egal, wie tüchtig sie sind und wie sehr sie sich anstrengen, den Kindern zu gefallen. In dieser Zeit werden Modefans, Fußballer, Politiker, Stars nachgeahmt und ausprobiert, ob das für die Kinder passt. Aus Sicht der Eltern wird der ganze „modische Firlefanz" nachgeahmt, egal, wie viel Sinn und Unsinn dahinterstecken mag. Eine Diskussion darüber gibt es auch nicht.

Erst mit dem 22. Lebensjahr, wenn das Alte und das Neue kopiert wurde, sind sie wieder für Gespräche ansprechbar und können dann „eine neue Persönlichkeit" bilden, wenn sie beide Generationen bei sich kopiert haben, die alte und die neue. Aus meiner Sicht muss das auch so sein, sonst würde sich ja von Generation zu Generation nichts ändern und wir würden noch in der Steinzeit leben.

Mit dem „neuen Wissen" gibt es auch vieles, was bei der älteren Generation, den Eltern hinterfragt wird, was durchaus unangenehm sein kann.

Nachdem 1978 die Serie Holocaust ausgestrahlt worden war, fragten plötzlich viele junge Menschen ihre Eltern, was sie denn eigentlich in der Nazizeit gemacht hatten, was sie gewusst hatten, und warum und wie sie mitgemacht hatten. Kein erfreulicher Gesprächsstoff für die Generation, die damals schon erwachsen war.

In der Pubertät werden auch die Grenzen, die die Eltern den Kindern setzen, ausgetestet. Man kommt mal nachts nicht nach Hause, weil man bei Freunden oder Freundinnen übernachtet, man macht alkoholische Prozesse durch, man macht nach dem Flirten erste Erfahrungen mit der eigenen und der fremden Sexualität und begibt sich unwissend in Abenteuer, die gefährlich ausgehen können.

Um die Unwissenheit der Folgen von Geschlechtsverkehr nicht zu weit gedeihen zu lassen, lohnt es sich, wenn Eltern ihr Kinder rechtzeitig aufklären. Dieser Satz gehört natürlich nur in das letzte Jahrhundert, denn heute wird schon in der Schule durch den Sexualunterricht aufgeklärt. Dennoch halte ich es für notwendig, dass sich auch die Eltern persönlich darum kümmern, dass Kinder wissen, wie Babys entstehen und wie man das mit Vorsorge und Liebe verhindern kann.

Der Liebeskummer

Fällt die erste Liebe intensiv aus und muss dann doch irgendwann beendet werden, weil die gemeinsamen Perspektiven für einen gesunden Lebensplan nicht ausreichen, kommt es zum Bruch und zum Liebeskummer. Dieses Gefühl ist schon sehr alt und wird schon bei der Ilias von Homer (8. Jahrhundert vor Christus) beschrieben, die beiden Liebenden sind Achilles und Briseis, die dem Achilles weggenommen wird von dem Feldherrn Agamemnon.

Was entsteht zwischen diesen beiden großen Kriegern? Eine tiefe Feindschaft. Achilles hatte auch einen Freund, Patroklos, der ihm viel Wert war, und dessen Tod er kaum verwinden konnte. Tagelang saß er im griechischen Lager (im Kampf um Troja), und gab sich seinem Kummer hin. Er war dann so wütend auf Hektor, den Trojaner, der den Patroklos umgebracht hatte (weil der dummerweise die Rüstung des Achilles anhatte – er wurde schlicht verwechselt), dass er den Hektor erst tötete und dann an seinem Wagen viermal um die Festung Troja herumschleifte, um ihn möglichst zu entstellen. Die Götter – oh Wunder – richteten ihn dann aber wieder so schön her, als ob er noch lebendig wäre, und alle Entstellungen wurden, sooft sie durch Speerstiche beigebracht worden waren, wieder rückgängig gemacht. Das war der größte Liebeskummer im Altertum, aber keineswegs der einzige.

Die Mittel, die wir bei Liebeskummer geben, sind der
Kränkungs Komplex Z mit **Ignatia D unendlich** drin,
Acidum phosphoricum D 100 Mio. und
Stramonium D 100 Mio., um loszulassen. Man kann ja auch Schmerz loslassen, auch wenn wir nie gelernt haben, wie dass genau geht.
Eine gedankliche Hilfe könnte sein, dass man vor dem Kennenlernen seines „geliebten Gegenstandes“ ja auch glücklich und zufrieden war. Warum sollte man nicht zu diesem „Vor – Liebeskummer – Zustand“ zurückkehren können?

Heimweh

Wenn Kinder das erste Mal ins Schullandheim oder auf eine Klassenfahrt gehen, stehen sie ja nicht mehr unter dem allgegenwärtigen Schutz der Mutter. Sie fühlen sich vielleicht unsicher, und das Ergebnis ist Heimweh. Sie wollen unbedingt nachhause. Um hier Frieden zu schaffen, kann man das Mittel **Capsicum D 30** geben, den spanischen Pfeffer.
Hierzu gibt es mehrere erfolgreiche Fälle, die in dem Buch Abenteuer Homöopathie, Band 1 untergebracht sind.

Essstörungen

Treffen Gegensätze zwischen Mutter und Tochter (seltener zwischen Vater und Sohn) so heftig aufeinander, dass es zu tiefgreifenden Unverträglichkeiten kommt mit massiver Selbstwertstörung und Aggressionen gegen die Mutter, die aber nicht ausgelebt werden können, meldet sich tief im Unterbewussten ein Selbstsabotage Programm an, das zu einem Selbstmord auf Raten zwingt.

Das Schönheitsideal einer Twiggy, also schmal und schlank, das die Mutter vielleicht nicht erfüllt, kommt mit großer Macht und Unberechenbarkeit einher und zwingt das junge Mädchen, alles was zur Frau führt, abzuwürgen.
Alles, was die Mutter ausmacht, wird abgelehnt, sodass die Mutter nicht mehr als Vorbild fungieren kann. Damit verbunden ist dann die Sucht, immer dünner zu werden, einmal, um nicht Frau zu werden, andererseits, um sich vom Leben zu verabschieden.

Diese Mädchen, häufig zwischen 12 und 16 Jahre alt, magern also ab, versuchen, die 40 Kilogramm Grenze nach unten zu durchbrechen und sind dann in einer lebensgefährlichen Untergewichtigkeit. Hierdurch verzögert sich die Menarche. Diese kommt vielleicht erst mit 16 statt mit 12 Jahren durch, die Brüste werden klein und unauffällig, die sekundäre Schambehaarung fällt gering aus.

In den Kliniken für Anorexia nervosa Kinder gibt es daher die Zwangsernährung, das Verbot, Kalorien zu verbrauchen, Treppen steigen ist verboten. Trotz dieser kalorienreichen Zwangsmaßnahmen kommt es immer noch zu 10 bis 15 % Todesfällen. Die Krankheit ist schwer zu beeinflussen, weil die Einsichtsfähigkeit in die Sinnhaftigkeit des Lebens fehlt und man keinen Konsens zwischen Arzt und Patient herstellen kann. Die Todesrate ist durch medizinische Komplikationen und Suizid bedingt.

Für diese äußerst schwer zu beeinflussende Krankheit habe ich den **Anorexie Komplex Z** entwickelt. Der Therapeut benötigt hingegen **Geduldsfaden D 30**.
Hilfreich ist auch der **Hormon Komplex Z**, um die absichtlich gestörten Hormone wieder zu harmonisieren.

Depressionen

Bei der Umstellung der Hormone kommt es häufig zu einer Achterbahn der Gefühle. Letztlich sind unsere Gefühle alle bis zu einem gewissen Grade hormonabhängig.
Daher lohnt es sich immer, die Hormone zu unterstützen. Das geht häufig sehr gut mit dem **Hormon Komplex Z**. Für Trauer und Verlust, für Ängste, Kränkungen und Traumata ist der **Psycho Komplex Z** geeignet.

Letztlich glaube ich, dass ein Übermaß an Kränkungen eine Ursache für Depressionen ist. Hierfür nimmt man dann noch zusätzlich den **Kränkungs Komplex Z**.

Der **Hormon Komplex Z** ist für Frauen gedacht, der **Hormon M Komplex Z** für Männer.

Genau diese Mittel nehmen wir auch, wenn wir sehen, dass Kinder wütend sind, gereizt, ungerecht, mit Vorurteilen beladen und letztlich unglücklich.

Bei Wut und Zorn bieten sich noch der **Leber Komplex Z, Chamomilla D unendlich, Colocynthis D 1000, Nux vomica D 30** und **Lycopodium D 1000** an.

Neben einer Depression kann es aber auch zur Gleichgültigkeit kommen. „Alles egal" wäre das Stichwort. Hierfür eignet sich der **Motivations Komplex Z**, oder die Einzelmittel **Barium carbonicum D 1000, Lachesis D 30** & **Acidum phosphoricum D 100 Mio.**

In dieser schwierigen Lage, wenn der Motor nicht anspringen will, kommen noch diese Mittel in Frage:
Schulzeit - Pubertät Komplex Z, Hormon Komplex Z, Hormon M Komplex Z, Selbstwert Komplex Z, Selbstsicherheits Komplex Z und **Lebenssinn Komplex Z**.

Welche Mittel benötigen die Eltern, deren Kinder in die Gleichgültigkeitsphase geraten sind? Eltern dürfen ihre Kinder nie aufgeben, sondern sind immer zu einer Unterstützung verpflichtet, egal, in welche Richtung das gehen mag.
Für die Eltern sind dann diese Mittel relevant:
Toleranz Komplex Z, Nerven Komplex Z, Mittigkeits Komplex Z, Stress Komplex Z, Psycho Komplex Z, Kränkungs Komplex Z, Herzens Komplex Z und **Harmonie Komplex Z**.

Die Überversorgung, die Übergriffigkeit

Bei zu viel Vollversorgung kann sich ein Kind nicht normal entwickeln.
Hier benötigt dann die Mutter **Stramonium D 100 Mio.**, um den Ablösevorgang einzuleiten, der manchmal mit 6 oder 7 Jahren, also zu Schulzeiten immer noch nicht abgeschlossen ist.

Das hormonelle Ungleichgewicht

Sind die Menses des Kindes schmerzhaft, ist die häufigste Ursache ein Ungleichgewicht der Hormone. Hierfür nehmen wir dann den **Hormon Komplex Z**.

Setzen die Schmerzen schon vor den Menses ein und hören mit Beginn der Menses schlagartig auf, dann ist **Lachesis D 30** angezeigt. Diese Mittel müssen nicht den ganzen Monat genommen werden. Es reicht, wenn wir die Mittel 5 Tage vor den erwarteten Monatsschmerzen einnehmen und absetzen, wenn die Schmerzen aufgehört haben.

Akne vulgaris

Eine unangenehme Eigenschaft bei hormonellem Ungleichgewicht ist das pickelige Gesicht. Akne vulgaris behebt man bei Mädchen am besten mit **Hormon Komplex Z** und **Mercurius solubilis D 30**, dem potenzierten Quecksilber, einem Mittel, das der Zeit der Pubertät besonders gut entspricht. Für Jungen würde man den **Hormon M Komplex Z** und **Mercurius solubilis D 30** nehmen.

Übergewicht

Bei übergewichtigen Eltern kann man davon ausgehen, dass die Kinder auch die Tendenz zur Übergewichtigkeit haben, das wäre dann das genetische Erbe, das weitergegeben wird.

Ein 7 Jahre alter Junge kam im September 2025 mit seiner Mutter wegen Übergewicht zu mir. Bei der Testung für mögliche Ursachen ergab sich einmal ein Trauma, das auch an seiner hochstehenden Iris in beiden Augen abzulesen war. Zusätzlich hatte er eine Impffolge, die ihm das Übergewicht eingetragen hatte. Beide Eltern waren normgewichtig.
Für das Trauma gab ich ihm den **Trauma Komplex Z** und **Aconit D unendlich**, für die Impffolge **Impf Komplex Z** und **Thuja D 200**.

Da man Impffolgen nicht über einen Labortest identifizieren kann als Ursache für Störungen im weitesten Sinne, konnte man hier auch keine gezielte Therapie einleiten. Und an Traumata konnte sich die Mutter und das Kind nicht erinnern. Das Trauma war aber einmal im kinesiologischen Test erschienen, und an den Augen war es leicht abzulesen.

Bulimie

Unter Bulimie, „Hunger eines Rindes" wörtlich übersetzt, (bus, gr. = Rind, limos, gr. = Hunger) versteht man das unbändige Verlangen zu essen. Nach dem Essen wird dann alles wieder erbrochen. So kommt es zu einer kurzfristigen Stillung des „rinderähnlichen Hungers". Hier kombiniert sich also die Angst vor dem zu hohen Körpergewicht und der Hunger auf „viel Essen".

Eine traumatisch bedingte Bulimie

Tabea hatte den Eindruck von ihrer Mutter erhalten, dass sie nur liebenswert sei, wenn sie schlank und rank wäre. Die Mutter sagte zu ihr – bei fehlender Sensibilität, was sie durch ihre Worte anrichten würde: „Bei deiner (hässlichen, übergewichtigen) Figur wirst du nie einen Mann finden." Das traf sie als junges Mädchen ungemein tief, sie war schwer verletzt, und um ihr Gewicht zu reduzieren, kam es für einige Zeit zu einer Bulimie.
Die Kränkungen durch die Mutter löste ich mit dem **Kränkungs Komplex Z** auf.

Als weitere Mittel kommen bei Bulimie in Frage:
Psycho Komplex Z, **Trauma Komplex Z**
(bei traumatisch bedingter Bulimie),
Vergebungs Komplex Z, **Mittigkeits Komplex Z** und
körperunterstützend den **Gewichtsregulations Komplex Z**,
Gewichts Komplex Z, **Übergewicht Komplex Z**.

Der Rollentausch, die Tochter ersetzt den Ehemann

Eine besonders schwerwiegende Form von Übergriffigkeit besteht dann, wenn die heranwachsend Tochter zur Beraterin der Mutter wird, zu ihrer Gesprächspartnerin wird und in ihre Probleme und Unfähigkeiten hineingezogen wird, sodass ihr ein Teil der Kindheit verloren geht. Hier für gebe ich dann **Rollentausch D 30**.

Die Adoption

Kinderlose Eltern können kleine Kinder adoptieren, die von ihren Müttern zur Adoption frei gegeben werden. Meistens erfahren die Adoptiveltern nicht, wer die leiblichen Eltern des Kindes sind, um vorzeitige Komplikationen zu verhindern. Häufig fragen sich aber diese Kinder spätestens mit 18 Jahren, wer denn ihre tatsächlichen Eltern sind und warum diese sie nicht selbst bei sich aufgezogen haben.

Hier startet dann eine Untersuchung wie bei einem Kriminalfall, und dabei werden dann irgendwann die gegenseitigen Schuldzuweisungen nicht zur familiären Harmonie, sondern zu weiteren Zwistigkeiten führen. Für die Adoptiveltern, die für diese Kinder meistens das Beste wollen, oft eine schwierige Situation. Wann sollen sie dem Kind eröffnen, dass das Kind „nur" adoptiert ist und die Eltern nicht die leiblichen Eltern sind? Das Kind fällt bei dieser Eröffnung oft in ein bodenloses Loch der Enttäuschung, die im Einzelfall nicht mehr gutzumachen ist.

Besonders schwer ist so eine Eröffnung, wenn die betroffenen Kinder den Eindruck gewinnen, dass sie nur aus wirtschaftlichen Gründen adoptiert wurden, also um den Pflegeeltern oder Adoptiveltern zu Diensten zu sein. In diesem Licht kommt es zu schwerwiegenden Zerwürfnissen, die von keiner Seite gewollt sind.

Nach einer solchen Eröffnung – wir sind nicht deine leiblichen Eltern – kommt es zu tiefen Enttäuschungen, die am besten mit **Ignatia D 1000**, dem **Psycho Komplex Z** und dem **Kränkungs Komplex Z** aufgefangen werden können.

Die Halbgeschwister

Kommt es nach einer Scheidung und der Verteilung der Kinder auf Vater und Mutter zu neuen Eheschließungen, bekommen die „ersten" Kinder Halbgeschwister. Wie verhält sich eine Mutter dann genau? Zunächst glaubt sie, allen Kindern gleichermaßen gerecht werden zu können. Aber nach der Geburt kümmert sie sich ja notgedrungen am meisten um das Baby, das auch die neue Ehe festigen soll. Nach und nach kann es dann zu einer Vernachlässigung der Kinder aus erster Ehe kommen, die dann unter dem Liebesentzug leiden. Glücklicherweise scheint es aber auch solche Familien zu geben, bei denen dann alle Kinder gleichermaßen gerecht behandelt werden und der Familienfrieden aufrecht erhalten werden kann.

Bei Halbgeschwistern können diese Mittel für ein gutes Miteinander und gegenseitige Akzeptanz und Achtsamkeit sorgen. Für die Eltern gilt, die anderen hinzugekommenen Kinder zuzulassen und anzunehmen. Diese Mittel wären dann eine Hilfestellung, damit sie ihre eigenen Kinder nicht immer bevorzugen.

Geschwisterkarma D 30, Familienaufstellung D 1000, harmonische Patchworkfamilie D 30.

Die Berufswahl

Nach Abschluss der Schule, meistens noch am Ende der Pubertät gelegen, kommt die schwierige Frage nach der Berufswahl. Viele junge Menschen haben mehrere Begabungen, haben gute Zeugnisse, ihnen steht die Welt offen, und nun sollen sie die Einschränkung ihres Lebens wählen, was sie werden wollen.

Pferdeflüsterer? Tierkinesiologe, Tierheilpraktiker, Tierarzt? Oder vielleicht doch etwas „Solides“, Lehrerin für die Grundschule oder das Gymnasium.

Egal, wofür wir uns entscheiden, aus dem unübersichtlichen Spektrum der Möglichkeiten muss letztlich ausgewählt werden, selbst wenn man sich unsicher ist.

Eine Möglichkeit, sich diese Entscheidung für den „Stoff des Lebens“ zu erleichtern, ist ein Jahr Pause zu machen, in soziale Einrichtungen zu gehen, ein soziales Jahr zu absolvieren und dann auf Reisen zu gehen, um die Welt kennen zu lernen, und damit letztlich sich selbst kennen zu lernen.

Vor der Berufswahl lohnt es sich, ein Praktikum in dem Fach zu machen, das man evtl. studieren möchte. Man riecht einmal in den „Stoff“ hinein, in dem man sich in einer speziellen Ecke ein Leben lang bewegen würde.

Man prüft letztlich Neigung und Fähigkeit, und wo diese beiden Eigenschaften am besten zusammenfließen, dort ist man beruflich vermutlich richtig.

Es gibt auch psychologische Beratungsstellen, die eine Art Fähigkeitsprüfung machen und dann erzählen, wofür man geeignet ist, und wofür eher nicht, ohne dass einem konkrete Vorschläge gemacht werden.

Eine ganz andere Problematik ergibt sich, wenn die Eltern einen Holzhandel haben, der von einem der Kinder eines Tages übernommen werden soll. Gerade im ländlichen Bereich sehe ich oft, dass Eltern ihren Betrieb den Kindern, oder einem Kind versprechen, aber nie den Zeitpunkt der Übergabe finden, bevor sie sterben. Warum tun sich die Alten so schwer, einen Betrieb zu übergeben?

Die Eltern meinen natürlich, sie sind die geeignetsten Betreiber, und haben Angst vor den neuen Ideen der Kinder, die alles vielleicht modernisieren und der Zeit anpassen wollen. Zusätzlich muss vorher noch geklärt werden, wer der geeignetste ist und ob der überhaupt will. „Wenn Du nicht lernst, was ich will, wirst Du enterbt“ - die Maximaldrohung bei Betrieben, die übergeben werden sollen.

In Jordanien hatte ich einen Betreiber einer weltberühmten Druckerei kennen gelernt. Er war schon 70 Jahre alt, und so fragte ich ihn, wann er denn den Betrieb seinem dafür vorgesehenen Sohn übergeben möchte? Anscheinend war ihm die Antwort peinlich, sodass seine Frau etwas beschwichtigend meinte: „Nächste Ostern ist geplant“. Ich fragte also nicht, die wievielte Osterplanung das schon sei, da ich mir denken konnte, dass diesem Drucker in sechster Generation die Übergabe außerordentlich schwer fiel.

Der Erbe mit dem Holzbetrieb ging einen anderen Weg. Er sagte, er übernimmt den Betrieb, aber nur, wenn er ihm nach drei Jahren völlig, zu 100% also, überschrieben werden würde, damit er alles das machen kann, was er für nötig hält, ohne seine Eltern – in diesem Fall seine Mutter, fragen zu müssen. Der Vater war gestorben, die Mutter hatte den Betrieb geerbt, konnte ihn aber nicht allein führen, und der Sohn sollte den Betrieb erben.
Nach drei Jahren fragte er nach der ihm zugesagten Übergabe, die aber nicht erfolgte.
Die Mutter konnte sich von diesem Lebenswerk ihres Mannes nicht trennen. Der Sohn hatte Jura studiert, überließ den Betrieb seiner Mutter, eröffnete eine Kanzlei, und die Mutter, die keinen Geschäftsführer einstellen wollte – der westfälische Dickkopf ließ das wohl nicht zu – und die das Erbe nicht weitergeben wollte, musste den Holzbetrieb eines Tages verkaufen.

Wer trug wohl die Schuld an allem? Die Mutter? Der Sohn, der sich nicht hatte hinhalten lassen wollen? Hier kam es wie so oft zu einer gegenseitigen Schuldzuweisung.

Zu dem Thema Erbstreitigkeiten gibt es den interessanten Spruch zu einer Geschwisterzwangserbengemeinschaft: Seid ihr noch zusammen, oder habt Ihr schon geerbt?

Also, die andere Form der Berufswahl orientiert sich an dem elterlichen Betrieb, den ein Kind übernehmen soll. Reicht die Neigung und die Fähigkeit aus, ist die Entscheidung leichtgefallen, und das Studium bezieht sich auf die Übernahme und Führung eines elterlichen Betriebes.

Für die Berufswahl benötigen wir ein Mittel, das unsere Entscheidungskraft stärkt und unsere ewigen Zweifel zerstreuen hilft. Das wäre **Pulsatilla D 100 Mio.**
Desweiteren wären noch diese Mittel hilfreich:
Ausbildungs Komplex Z, **Lebenssinn Komplex Z**, **Selbstsicherheits Komplex Z** und **Selbstwert Komplex Z**.

Vorstellungsgespräche

Zum Thema Vorstellungsgespräch gibt es noch energetische Möglichkeiten der Einflussnahme. Falls wir eine Stelle unbedingt haben wollen, können wir das Bewerbungsschreiben energetisch aufladen mit der Information: „Jeder, der diesen Brief liest, hält mich für den besten Kandidaten"'. Kaum hält der Chef diesen Brief auch nur in der Hand, bekommt er schon den richtigen Eindruck energetisch übertragen.

Haben wir ein Vorstellungsgespräch vor uns, können wir das vorher in unserer Phantasie wie ein Theaterstück vorformulieren. Wir stellen uns einen schönen Raum vor, laden alle unsere Beschützer ein, die aus verschiedenen Kulturen stammen können. Danach stellen wir uns Regenbögen vor, die zwischen allen Beteiligten aufstrahlen und dafür sorgen, dass keine Missverständnisse entstehen.

Wir können uns beim Gespräch vorstellen, welche Positionen verhandelt werden – die berufliche Position und die Vergütung. Auch hier können wir positive Einstellungen schon gedanklich vorwegnehmen.

Durch diese gedanklichen Vorstellungen kam es sowohl bei Gehaltsverhandlungen als auch bei Geschäftsverhandlungen zu immer wieder erstaunlich guten Ergebnissen, auch wenn die Verhandlungen der Vergangenheit völlig unzureichend und frustrierend waren.
Hierzu gibt es mehrere Beispiele in den Büchern Alphatechnik in der Praxis und in den Büchern Abenteuer Homöopathie Band 01 bis 05.

Die Mittel hierzu wären der **Regenbogen D 30**,
Sonnengeflecht D 30 und
vegetative Verständigung D 30.
Zusätzlich kommen noch diese Mittel in Betracht:
Angst Komplex Z, **Vorbereitungs Komplex Z**,
Stress Komplex Z, **Zuversichts Komplex Z**,
Motivations Komplex Z, **Selbstwert Komplex Z** und
freies Sprechen D 30.

Die Vererbung der Verhaltensweisen

Sind negative Verhaltensweisen vererbt oder sind das soziale Vererbungen, die durch die Nachahmung der Kinder von den Eltern entstehen?
In vielen Fällen wird es eine Mischung aus genetischen Faktoren sein, die den Rahmen von Verhaltensweisen bilden, als auch von sozialen Vererbungen, also dem Nachahmen von Eltern oder anderen Autoritätspersonen, mit denen ein häufiger Kontakt besteht.
Die dritte Komponente ist die aktuelle emotionale Situation. Gibt es Rivalitäten zwischen den Geschwistern, im Einzelfall auch induziert durch die Bevorzugung des Mädchens durch den Vater, die Bevorzugung des Jungen durch die Mutter und ähnliche „Ungerechtigkeiten", dann kommen noch die Faktoren Neid, Eifersucht, Konkurrenz, Habgier und Machtgier zum Zuge, sodass wir einen Dreiklang aus Genetik, Mimetik und aktueller Konfliktsituation annehmen können.

Bei der Auflösung der hierdurch entstehenden Traumata kann man diese Mittel geben:
Trauma Komplex Z, Aconit D unendlich,
Kränkungs Komplex Z, Ahnenerlösung D 30,
Familienaufstellung D 1000, soziale Vererbung D 30 und
Geschwisterkarma D 30.

Da die meisten Gene nicht lebenslänglich fixiert sind, wie man noch vor fünfzig Jahren annahm, sondern sich flexibel verhalten, je nachdem, welche Erfahrungen wir im Laufe des Lebens machen, kann man die Gene also durch die eigene Lebensführung, durch unsere Geisteshaltung und durch unsere Bewusstseinsentwicklung verändern.

Ein Beispiel findet sich im **Gesundheits Komplex Z**. Hier werden die Telomere angesprochen, die am Ende der Chromosomen sitzen und im Laufe der Zeit abschmelzen, bis nach dem letzten Telomer der Zelluntergang, die Apoptose induziert wird. Durch die Verhaltensweise 15 Minuten Gehen pro Tag, 15 Minuten Entspannungstechnik pro Tag und eine vegetarische Lebensweise kann man nachweisen, dass die Telomere nicht nur langsamer abschmelzen, sondern sich wieder regenerieren und wachsen. Die Formel heißt: Je mehr Telomere wir haben, desto länger bleibt die Zelle gesund und vital. Durch diese drei „neuen Lebensweisen" können wir also die einzelnen Zellen länger und gesünder am Leben erhalten, was in der Summe ein längeres Leben bedeutet. Unser Einfluss auf unser Leben ist also enorm. Wenn wir uns dessen bewusst sind, können wir diese Kenntnisse auch nutzen und uns bis zum letzten Atemzug gesund erhalten. Zumindest im energetischen Bereich kann man das so sehen.

Weitere Mittel, die zur Wiederherstellung unserer Telomere geeignet sind, sind folgende:
Lebensfreude Komplex Z, **Mittigkeits Komplex Z**,
Friedens Komplex Z, **Harmonie Komplex Z**,
Vergebungs Komplex Z, **Trauma Komplex Z**,
Psycho Komplex Z und **Morgenritual D 30**. Genau genommen sind wir mit unserem physischen Körper nichts anderes als Energie, wenn man Einsteins Formel $E = m \times c^2$ ernst nimmt und zugrunde legt.

Am Ende unserer Betrachtungen, was wir für unsere Kinder und Enkel Gutes tun können, kommen wir zum Buchstaben Z, zu den Zähnen.

Zähne

Zähne sind eines unserer wichtigsten Organe. Ohne Zähne könnten wir keine Nahrung zerkleinern und würden allesamt verhungern. Zusätzlich haben alle Zähne Verbindungen zu den verschiedensten Organen in unserem Körper, sodass wir hier auch ein Reflexorgansystem haben.

Die Zahnfehlstellung

Da unser Konzeptionsgefäß (TCM, traditionelle chinesische Medizin) genau in der Mitte unseres Körpers verläuft und oberhalb der Zähne nahtlos in das Lenkergefäß übergeht, das von der Oberlippe über die Mitte des Schädels über die Mitte des Rückens bis zum Steiß verläuft, kann der Fluss dieses wichtigen, genau in der Körpermitte verlaufenden Energiekanals durch eine Schief- oder Schrägstellung der Schneidezähne empfindlich gestört werden.

Ein 10 Jahre altes Mädchen kam zu mir, weil es immerzu husten musste, und das seit Jahren, ohne dass bisher eine Ursache gefunden werden konnte. In der Universitäts - Kinderklinik wurden sogar Gastroskopien und Bronchoskopien durchgeführt, um nach Ursachen zu suchen. Es hatte zahlreiche Besuche bei Heilern aller Art gegeben, ohne Ergebnis.

Durch einen früheren ähnlichen Fall von 2003 wusste ich noch, dass Zahnfehlstellungen alle Bereiche der Mittellinie beeinträchtigen können. Genau das war hier der Fall. Die Zähne standen schief und krumm, der Zahnarzt meinte, man könnte das später noch bereinigen, ohne zu ahnen, dass das Kind durch diese Zahnfehlstellung hustete, der Thymus beeinträchtigt war, sodass das Mädchen zu Infektionskrankheiten neigte, Bauchschmerzen hatte und auch unter Blasenentzündungen litt.

Nach der Menarche würde vermutlich noch Dysmenorrhoe hinzukommen.

Da wir die Zahnstellung aber nicht von jetzt auf gleich ändern können, war die Frage, was wir mit der Zahnstellung machen. Kinesiologisch gab es den Zusammenhang zwischen der Zahnstellung und den oben genannten Beeinträchtigungen. Hier hatte ich die Idee, **korrekte Zahnstellung D 30** energetisch als Stirnstrich zu geben. Der Erfolg war frappierend. Statt 4 x pro Minute gab es nur noch einen Hustenstoß pro Minute. Wir waren um 75% besser geworden. Die Zahnkorrektur wurde eingeleitet, aber die genauen Rückmeldungen blieben aus.

Die Kariesprophylaxe

In meinem Buch Abenteuer Homöopathie Band 5 sind drei wichtige Zahnfälle vorgestellt, die diese gesamte Kariesproblematik erläutern, sodass ich hier nur die Kurzfassung bringe.

Der Grundversuch wurde von der verstorbenen kreativen Homöopathin Frau Antonie Peppler gemacht: Weißer Zucker schwächt den kinesiologischen Arm, unter dem Einfluss von Polio Nosode D 30 wird der Arm stark.

Nach vielen Jahren des Nachdenkens kam ich auf die Idee, den weißen Zucker zu prüfen. Nach der Geburt ist er „nicht schädlich“, und wird erst durch die erste Polio Impfung schädlich und führt zu Karies. Dieser Versuch war so unglaublich, dass ich ihn in allen Kursen seither (seit mehr als 17 Jahren) wiederhole, um mich von Neuem von dieser unglaublichen „Wahrheit“ überzeugen zu lassen. Hiermit fordere ich alle Kinesiologen auf, die sich für die Gesundheit von Kindern interessieren und dieses Buch lesen, diesen Versuch nachzumachen. Weißer Zucker vor der ersten Polio Impfung = Arm stark, weißer Zucker nach der ersten Polio Impfung = Arm schwach. Stark, wenn man die Polio Nosode D 30 dazu spricht oder als Globuli gibt oder den Stirnstrich mit **Polio Nosode D 30** macht.

Zwei Klienten haben mir bestätigt, dass sie im Röntgenbild beim Zahnarzt nachweisbare Kariesherde hatten. Nach 6 Monaten Stirnstrich Polio Nosode D 30 waren bei beiden Kandidaten die Kariesherde im Kontrollröntgenbild verschwunden, sehr zum Erstaunen der beiden Zahnärzte, die so eine Entwicklung noch nie gesehen hatten.

Die Konklusion:
Wir sollten allen Kindern regelmäßig die Polio Nosode D 30 entweder als Globuli oder als Stirnstrich geben, um die Gesundheit der Zähne möglichst lebenslänglich zu erhalten.

Alle, die Zahnschmerzen bekommen, wenn ein kalter Luftzug durch den Mund geht (an einem Herbstmorgen zum Beispiel), sollten sich die **Polio Nosode D 30** einstreichen und selbst feststellen, dass es nur kurze Zeit von wenigen Minuten dauert, bis der kalte Wind ertragen wird und keine Zahnschmerzen mehr auslöst.

Da alle Nosoden im industriellen Herstellungsverfahren erst sterilisiert werden müssen, bevor sie potenziert werden, sind alle Nosoden seit 2005 mehr oder weniger wirkungslos. Man sollte sie daher nur bei diesen drei Apotheken bestellen, die ein radionisches Herstellungsverfahren verwenden, das ohne Sterilisierung auskommt. Diese drei Apotheken sind im Anhang aufgeführt.

Die Kreidezähne

Sie sind besonders schwach und oft nicht in der Lage, harte Nahrungsmittel zu zerkleinern. Auch hier würde man die **Polio Nosode D 30** einsetzen. Für die Kreidezähne habe ich einen besonderen Kreidezahn Komplex Z entworfen.

Kreidezahn Komplex Z
Calcium carbonicum D 30
Kiefer Komplex Z
Polio Nosode D 30
Thuja D 30

Da die Kreidezähne rasant zunehmen, kann man diesen **Kreidezahn Komplex Z** auch prophylaktisch einsetzen, ebenso wie die **Polio Nosode D 30** wenigstens 1 x pro Woche als Globuli oder als Stirnstrich gegeben werden sollte.

Die Zahnung

Bekommen Kinder im 1. und 2. Lebensjahr ihre Milchzähne, geht das mit einer nicht bakteriellen Entzündung der Zahnleiste einher. Hierfür brauchen wir den **Entzündungs Komplex Z** und das Einzelmittel **Chamomilla D 30**. Hiermit lässt sich die Zahnung für das Kind viel besser ertragen, es ist weniger quengelig, möchte weniger intensiv auf den Arm der Mutter und schläft besser. Das trifft dann auch auf die geplagten Eltern zu.

Zahnherde, Zahnstörfelder, Zahnfleisch

Im Zahn- und Kieferbereich gibt es häufig Störungen aller Art. Ist der Zahn und der Kiefer betroffen, gibt man **Kiefer Komplex Z**. Gibt es ein Zahnstörfeld, zum Beispiel nach Extraktion der Weisheitszähne, dann hilft oft **Narbenunterspritzung D 30**. Das ist die homöopathische Nachahmung der neuraltherapeutischen Therapie mit Narbenunterspritzung, um Narbenstörfelder zu beseitigen. Ist das Zahnfleisch betroffen im Sinne von „Zahnfleischrückgang“ oder „die Zahnhälse werden länger“, gibt man **Gingiva D 30**, das gesunde Zahnfleisch.

Zahnschmerzen

Zahnschmerzen gehören zu den starken und schwer erträglichen Schmerzen beim Menschen. Daher wird der oft gefürchtete Zahnarzt in Notfällen gerne in Anspruch genommen werden, weil die Schmerzen schlimmer sind als die Angst vor dem Bohrer.

Bis man zum Zahnarzt kommt und einen Termin bekommt, kann man sich überbrückend schon einmal **Zahnschmerz D 30**, **Zahnschmerz Komplex Z**, **Entzündungs Komplex Z** einstreichen, oder zusammen mit **Kiefer Komplex Z** eingeben.

Füllmaterialien, Amalgam, Palladium, Gold, Keramik

Über Jahrzehnte hat sich das Amalgam als Zahnfüllung bewährt. Es war stabil, schien verträglich und lange haltbar. Die Nebenwirkungen hingegen wurden erst Jahrzehnte später bemerkt. Quecksilber ist ein starkes Zellgift, das das Selen in der Glutathionperoxidase verdrängt und dieses wichtige DNA schützende Enzym in seiner Funktion behindert oder gar unwirksam macht.
In der Schilddrüse wird die Dejodase, ebenfalls selenabhängig, durch Quecksilber verdrängt, und bei der Samenproduktion gibt es ein ähnliches Verdrängungssystem.

Quecksilber sollten wir auf jeden Fall vermeiden. Es ist hirngängig, blockiert unsere Hypophyse und Epiphyse (Zahnarzthypophysen haben 8 x mehr Quecksilber als Nicht – Zahnärzte). Wir sollten das Quecksilber in den Zähnen aber nur unter Kofferdam Schutz durchführen lassen, sonst erhalten wir durch die Inhalation des zerstäubten Quecksilbers mit den Wassertröpfchen die Quecksilberladung unseres Lebens, also genau das Gegenteil, das wir erreichen wollen. Die Ausleitung des Amalgams erfolgt mit DMPS Tabletten oder **DMPS D 30**.

Palladium ist weniger toxisch, kann aber auch zu Problemen führen, Gold ist teuer und sicher, Keramik wird heute als gut verträgliches Füllmaterial am ehesten verwendet.

Literaturhinweis: Daunderer, Amalgam Monografie.

Weitere Themenkreise

Der Stirn-Hinterhaupt-Kontakt, SHHK

SHHK = Den Stirn Hinterhaupt Kontakt halten.

Diese Technik dient der emotionalen Stress Auflösung.
Man hält bei dem Patienten, dem Kind, aber auch bei sich selbst die Stirne mit einer Hand, das Hinterhaupt mit der anderen Hand. Wenn man jetzt mental in eine Stress Situation hineingeht, kommt es zu einer spontanen Enttraumatisierung, sodass der Stress an Kraft abnimmt und man in seine innenwohnende Harmonie zurückfindet.

Diese beruhigende Handhaltung kann man vor einer EMDR – Sitzung anwenden. Schon während des Anamnesegespräches kann man den SHHK halten und dabei zusätzlich mit überkreuzten Armen auf den Oberarmen / Oberschenkel klopfen (manuelles EMDR). Schon hierdurch kann sich Einiges lösen. Der Kopf ist übersät mit hochsensiblen Energiepunkten und Reflexzonen.

Bei der Berührung des Hinterhauptes wird das Kurz- und Langzeitgedächtnis aktiviert, in dem die gesamten Erfahrungen gespeichert sind. Es tauchen wahllos Bilder aus der Vergangenheit auf.
Bei der Berührung der Stirn wird der Frontallappen durchblutet und aktiviert das Erinnerungsvermögen. Das ayurvedische Shirodhara nutzt diesen Effekt, indem Öl auf die Stirn gegossen wird. Auch dabei kommt es zu einer Aktivierung aller Erinnerungen.

Dadurch, dass gleichzeitig auch die linke und rechte Kopfseite berührt wird, integrieren sich die linke und rechte Gehirnhälfte – wodurch sich kreative Wahlmöglichkeiten, Wertfreiheit aller Stressoren und Ideen ergeben und sich sogar die Zeit- und Raumbegrenzung auflöst.

Somit aktivieren und harmonisieren sich Frontallappen und Kleinhirn sowie die linke und rechte Gehirnhälfte.
Auch die Schädelknochen bewegen sich und können auch schon mal knacken, wodurch auch die Gehirnflüssigkeit = Cerebrospinalflüssigkeit (Flüssigkeit in Gehirn und Wirbelsäule) in Bewegung geraten werden kann.

Hinzu kommen die Therapeutenhände, welche den SHHK am Patienten halten, mit all ihren Reflexzonen und Energiepunkten – was diese Hände am Kopf bewirken, können wir nur erahnen!

Als Therapeut erkennt man an den heftigen Augenbewegungen, der Wärme, Hitze und Schweißbildung am Kopf, an den Mikrobewegungen und Zuckungen in Gesicht, Armen und Beinen, Atmungsschwankungen und den Tränen, dass sich im Chaos der Emotionen eine neue Ordnung bildet.

Anwendung von SHHK :
- bei dem Anamnesegespräch
- zu einem bestimmten Thema, zum Beispiel einem Schockerlebnis
- ohne Absicht z.B. bei Heilungsstagnation und schauen, was sich löst bzgl. hochkommt
- für Zukunftssichtungen, also Zielsetzung und Lösungsorientierung
- um die Vergangenheit umzuschreiben bzw. die alten und schmerzhaften Emotionen zu lösen. Man schaut ohne Ärger, Wut und Hass auf das Vergangene zurück.

Als Vorbereitungsmittel gibt man den
SHHK Komplex Z (SHHK = StirnHinterHauptKontakt)

SHHK Komplex Z
Auflegen beider Hände D 30
Zielsetzung beider Hände D 30
Stressauflösung D 30
Inneres Gleichgewicht D 30
Hirnhälftenverbindung D 30

Die Gender Problematik

Da wir alle aus dem gleichen Stoff entstehen, aus der Verschmelzung zweier Zellen, einer Eizelle und einer Samenzelle, gibt es eine genetische Fixierung des Geschlechtes – wir entwickeln uns zum Mann (XY) oder zur Frau (XX). Falls wir Chromosomenaberrationen in uns tragen, kann es zu Mischformen kommen. Falls ein Mensch dann Merkmale von Mann und Frau zeigt, spricht man von einem Hermaphroditen, einer „Mann - Frau" gewissermaßen. Es ist das Zwittertum, das eine Unterscheidung in Mann oder Frau unmöglich macht.

Gender heißt Geschlecht und bezieht sich im deutschen Sprachraum auf das Gefühl, einem Geschlecht zuzugehören. Spüren Männer, dass sie sich innerlich als Frau fühlen, oder Frauen, die sich innerlich als Mann fühlen, kann dieses Gefühl verschiedene Intensitäten haben. Je nach dem, wie man sich im sozialen Kontext fühlt, kann es zu Veränderungen in Kleidung und im Agieren gegenüber dem anderen Geschlecht kommen.

In dieser Phase der sexuellen Orientierungslosigkeit oder der Umorientierung kommt es häufig zu sozialen Spannungen. Um diese Spannungen auszugleichen kann man den
Gender Komplex Z verwenden.

Im kinesiologischen Test erscheint als Ursache für die soziale Empfindung der eigenen Geschlechterrolle die undifferenzierte Stammzelle, in der noch alle Spektren ohne Differenzierung ruhen, gewissermaßen die Möglichkeiten, die im Kosmos alle vorhanden sind. Diese werden durch die Differenzierung immer weiter eingeschränkt, bis eine hochspezialisierte Zelle entsteht, die besondere Aufgaben wahrnehmen kann, damit der gesamte Organismus funktioniert. Diese Stammzellen sind Bestandteil der Zellkulturen, auf denen Viren und Bakterien für Impfstoffe gezüchtet werden.

Des weiteren erscheint als Ursache die Besonderheit des überlebenden Zwillings. Hierbei kann man sich vorstellen, dass durch Übertragung, Schuldgefühle, karmische Verabredungen und andere Verbindungen, die in aller Regel unerkannt bleiben, das genetisch fixierte Geschlecht zu Mann oder Frau aufgeweicht wird und andere Gefühle in den Körper einziehen, die mit dem genetischen Geschlecht nicht mehr übereinstimmen.

Schließlich kommt noch der **Kriegsverarbeitungs Komplex Z** ins Spiel. Bei diesem Komplex sehen wir, dass durch Kriegswirren, vertuschte Verbrechen, Befehlsverweigerungen, Massenerschießungen und alle möglichen Folgen von Gewalt und Folter es zu „Verziehungen der Seele" kommen kann. Durch Gewalteinwirkung der Vorfahren oder den eigenen früheren Inkarnationen können noch karmische Reste übrig bleiben, die ebenfalls mit einer sozialen Geschlechterrolle zu tun haben mögen, die nicht mit dem genetischen Geschlecht übereinstimmt. Daher mag der Wunsch herrühren, dem anderen Geschlecht zuzugehören. Möglicherweise ist der Hintergrund ein Sicherheitsgefühl in speziellen Situationen.

Aus diesen Erkenntnissen heraus scheint der **Gender Komplex Z** bei der sexuellen Orientierung hilfreich zu sein.

Die Erwartungshaltung an die Geschlechterrolle

Häufig wird ein männlicher Nachkomme erwartet, der die elterlichen Geschäfte oder den Hof übernehmen soll. Da Frauen früher hierfür als ungeeignet erschienen, wurde auf einen Jungen als Erbe gehofft. Entsprechend groß konnte die Enttäuschung sein, wenn ein Mädchen zur Welt kam.

Hierbei kann auch leicht die Vorstellung und der Wunsch entstanden sein, dass ein Mädchen als Junge besser weggekommen wäre. Auch in diesen Beispielen zeigt sich, dass die soziale Gegebenheit für die Empfindung für die Geschlechterrolle wichtig erscheint.

Der Gender Komplex Z

Hyoscyamus D 100 Mio.
Thuja D 100 Mio.
Fremdenergie D unendlich
Lachesis D 1000
Besinnung auf die eigene Identität D 100 Mio.
Synchronisierung von Gefühl und Körper D 30
Kriegsverarbeitungs Komplex Z
Stramonium D 100 Mio.
moderiertes Abschiedsgespräch D 30
Natrium chloratum D unendlich
Familienaufstellung D 1000
Hydrogenium D 100 Mio.

Wir können den Gender Komplex Z dann geben, wenn wir als Symptome Unsicherheit bei der Geschlechteridentifikation, andere Empfindungen als zum biologischen Geschlecht gehörig oder ein vom biologischen Geschlecht abweichendes äußeres Erscheinungsbild vorfinden.

Eine zusätzliche Indikation wäre dann der Leidensdruck des Betroffenen durch Unverständnis des sozialen Umfeldes, also durch den Umgang der nahestehenden Personen mit der neuen sexuellen Orientierung und bei Unsicherheit bei der Reaktion durch die Gesellschaft.

Wir können hiermit möglicherweise einen positiven Einfluss nehmen auf die Unsicherheit bei Jugendlichen, die anders fühlen, als ihre biologische sexuelle Konstitution erwarten lässt.

Literaturverzeichnis

Aitmatov, Tschingis, Dschamilja

Daunderer, Amalgam, Monografie

Klammroth, Friedrich, Impfungen in der Schule

Technische Daten

Zugang zu den Einzelmitteln und den Komplexmitteln

für Deutschland:
Burgapotheke
Frankfurter Str. 7, 61462 Königstein
Inhaber: Uwe Rose
Telefon 06174 - 9929500
c.voss@apotheke-koenigstein.de

Apotheke am Mainzerhofplatz
Mainzerhofplatz 14, 99084 Erfurt
Inhaberin: Jana Kanan
Telefon 0361 - 64 31 836
apo.mainzerhofplatz14@gmx.de

für Österreich:
RA - Essenzen
Baumgarten 20, A - 4209 Engerwitzdorf
Österreich
Inhaberin: Annette Rabeder
Telefon 0043 - (0)732 24 44 12
office@ra-essenzen.at
www.ra-essenzen.at

für die Schweiz:
Maria Zemp
Gütsch 12, CH - 6139 Willisau
Schweiz
0041 - (0) 79 - 422 03 79
mzemp@abix.ch

Informationen zu den Komplexmitteln:
Dr. med. Heinrich Zeeden
Poelring 26, 23560 Lübeck
Heinrich.Zeeden@gmx.de

Lieferbare Skripte

Bestellung beim Autor, Heinrich.Zeeden@gmx.de
und bei Annette Rabeder, office@ra-essenzen.at.

Alpha Kurs (10 Euro)
Alphatechniken, Einführung ins Thema (10 Euro) 2105
Alphatechniken in der homöopathischen Sprechstunde (10 Euro) 2021
Ausleitung (10 Euro)
Edelsteine in der Homöopathie (20 Euro)

Einstieg in die Homöo - Kinesiologie (10 Euro) 2015
EMDR (10 Euro)
Erklärungen zur Homöo - Kinesiologie (10 Euro)
Hausapotheke nach Dr. Zeeden (10 Euro)
Haut in der Homöopathie (05 Euro)

Die Homöo - Kinesiologie (20 Euro)
Die Homöo - Symptomologie (10 Euro) 2016
Kinesiologie, Einführungskurs (10 Euro)
Kinesiologie, diagnostisches und therapeutisches Werkzeug
Kinesiologische Mudratestung (Systematik) (20 Euro)

Kompendium der Komplexmittel (10 Euro) 2016
Krebsbehandlung in der Homöopathie - die Banerji Protokolle (10 Euro) 2018
Lieblingsfarbe und Schrift nach Dr. H. V. Müller (20 Euro)
Neue Mittel in der Homöopathie (30 Euro) 2015
Neuraltherapie (05 Euro)

Planeten und Sternzeichen in der Homöopathie (10 Euro)
Die Sehgal Methode (20 Euro)
Sucht aus homöopathischer Sicht (10 Euro)
Ultima Ratio (10 Euro)

Bücher von Heinrich Zeeden

www.dbusiness.de
Verlag insolvent, keine Buchbestellung möglich!

BoD, Bestellung über info@BoD.de
- Abenteuer Homöopathie Band 3 (19,90 Euro)
- Abenteuer Homöopathie Band 4 (19,90 Euro)

ctv verlag, Lübeck, Bestellung info@ctv-verlag.de
www.ctv-verlag.de/buecher/buecher-von-heinrich-zeeden

- Abenteuer Homöopathie Band 1 (29,90 Euro)
- Abenteuer Homöopathie Band 5 (25 Euro)
- Abenteuer Homöopathie Band 6 (29,90 Euro)
- Alphatechniken in der Homöopathie (25 Euro)
- Anekdoten im Spannungsfeld zwischen Homöopathie und Lebensweisheit (14,95 Euro)
- Alleinstellungsmerkmale in der Homöo - Kinesiologie (20 Euro)
- Die Homöo - Kinesiologie (29,90 Euro)
- Enttraumatisierung mit Homöopathie, Kinesiologie und EMDR nach Shapiro (25 Euro)
- Bewährte Indikationen - Weltmeistereigenschaften (20 Euro)
- Bewährte Indikationen, die Gefühlsmittel (25 Euro)
- Lebensweg und Lebenswerk, Autobiografie (25 Euro)
- Mit Lebensweisheit zu mehr Lebensqualität (25 Euro)
- HOM KIN für Kinder (25 Euro)
- HOM KIN für Tiere (29,90 Euro) Taschenbuch oder Spiralbindung (A4)
- Kompendium der Komplexmittel (25 Euro)
- Repetitorium der Homöopathie u. Homöo - Kinesiologie (29,90 Euro)

Ankündigung für weitere Bücher:

- Quantenphysik und Homöopathie
- Rezidivprophylaxe bei malignen Tumoren
- Antiaging in der Homöopathie

Lieferbare DVDs zu den Kursen

Bestellung beim Autor, Heinrich.Zeeden@gmx.de
und bei Annette Rabeder, office@ra-essenzen.at.

DVDs, die von Kursen aus dem Jahr 2010 erstellt wurden.
DVD - Herstellung: Sebastian Hirsch,
DVD - Vertrieb: Heinrich Zeeden und Annette Rabeder.

Alpha (01) (50 Euro)
Alpha (02) (50 Euro)
EMDR (50 Euro)
Homöo - Kinesiologie (50 Euro)

Kinesiologie (50 Euro)
Neue Mittel in der Homöopathie (50 Euro)
Sehgal Methode (50 Euro)
Sternzeichen und Planeten (50 Euro)

Lieferbare Musik - CD

komponiert von Heinrich Zeeden
Klavierstücke im klassischen Stil
Oliver Bunnenberg, Lübeck
Nina Buchholz, Querflöte, Lübeck

Kammermusik von Heinrich Zeeden,
2 Sonatinen für Flöte und Klavier,
Andantino für Flöte und Klavier, Klaviertrio, Kinderflötensonate
1 CD, Spieldauer 55 Minuten, (10 Euro)

Lieferbarer Kursmitschnitt auf USB Stick

EMDR Kurs, 3,5 Stunden Kursmitschnitt (90 Euro).

Lebenslauf von Dr. Heinrich Zeeden in Stichworten

1970 - 1976	Studium der Medizin in Tübingen, Saarbrücken, Wien und Lübeck.
1977 - 1979	Assistenzzeit in Chirurgie, Innerer Medizin, Tropenmedizin, Gynäkologie und Geburtshilfe für einen Einsatz in Tansania
1980 - 1981	Distrikthospital in Nzega, Tansania,
1981 - 1982	Missionshospital in Ndanda, Tansania
1982 - 1985	Dinslaken, Weiterbildung Innere Medizin,
1985	Praxisassistent, Landpraxis in Bosau / Plöner See
1985 - 1987	St. Andreasberg / Harz, Weiterbildung Innere Medizin, Schwerpunkt Magen - Darm / Gastroenterologie
1987 - 1990	Rheumaklinik Bad Bramstedt

Diplomabschlüsse in Neuraltherapie, Akupunktur und Naturheilkunde.

Leitende Funktionen:

1991 - 1996	Klinik Benediktusquelle, Ortenberg - Selters, Chefarzt des ärztlichen Dienstes der LVA (DRV) Hessen
1997 - 1998	Klinik Sonnenblick, Marburg, Oberarzt Innere Medizin
1998 - 2010	Kinzigtalklinik, Bad Soden - Salmünster, Chefarzt der internistischen Abteilung LVA (DRV) Hessen

Kursreferent für Neuraltherapie, Akupunktur, Homöopathie, Kinesiologie, EMDR, mentale Techniken und Homöo - Kinesiologie

2011 - 2023	private Praxis in Lübeck,
2023	Eröffnung einer Praxis für Lebensberatung
2025	Gründung der HOM KIN Akademie mit seiner Tochter Dr. Deborah Wolff

Danksagung

Für viele Anregungen, Testungen und neue Gedankengänge danke ich meinen Inspiratorinnen und Inspiratoren, meiner Tochter Deborah Wolff, die einige Testungen für das Buch mit mir gemacht hat, vor allem aber Veronika Hagestedt, die mich zu diesem Buch inspiriert hat. Zusätzlich hat sie auch noch akribisch genau alle Fehler herausgefunden, sodass das Buch jetzt in einem „sehr ordentlichem Zustand“ ist.
Christian Bormann hat mit korrigiert. Elke Kandaouroff und Renata Ruff haben mir nächtelang ihr Hotel oder ihre Ferienwohnung zur Verfügung gestellt, sodass das Buch zügig entstehen konnte.

Danke auch wieder an Herrn Carsten Tomkewicz, der sich wie immer sehr engagiert hat, um alle Zeitpläne für einen zügigen Druck durchzuziehen.

Schließlich darf ich mich wieder bei meinen Patienten bedanken, die mit mir an verschiedenen Fragestellungen gearbeitet haben, die dann oft zum Erfolg geführt hatten, wenn auch nicht immer in der vorgestellten kurzen Zeit. Diesen Patienten verdanke ich die zahlreichen Beispiele zu den Mitteln, die dieses Buch mit Leben füllen.

In großer Dankbarkeit, dass dieses Buch HOM KIN für Kinder in diesem Jahr 2026 entstehen durfte.

Heinrich Zeeden,
Lübeck, den 02.01.2026

Komplexmittel nach Dr. H. Zeeden

Stand 01.2026

175 + 3 Drehmittel

1. Allergie Komplex Z
2. ALS Komplex Z
3. Angst Komplex Z
4. Anorexie Komplex Z
5. Antiaging Komplex Z
6. Apoplex Komplex Z
7. Atlas Komplex Z
8. Augen Komplex Z
9. Aura Komplex Z
10. Ausleitungs Komplex Z
11. Ausbildungs Komplex Z
12. Autismus Komplex Z
13. AVK Komplex Z
14. Bechterew Komplex Z
15. Beweglichkeits Komplex Z
16. Bienen Komplex Z
17. Blasen Komplex Z
18. Blutbildungs Komplex Z
19. Borreliose Komplex Z
20. Chakren Komplex Z
21. Chemtrail Komplex Z
22. Computerabsturz Komplex Z
23. Corona Impf Komplex
24. Corona Virus Komplex Z
25. Covid long Komplex Z
26. Dank Komplex Z
27. Darm Komplex Z
28. Dekubitus Komplex Z
29. Demenz Komplex Z
30. Diabetes Komplex Z
31. Dopamin Komplex Z
32. Eiter Komplex Z
33. Entzündungs Komplex Z
34. Falten Komplex Z
35. Fieber Komplex Z
36. Friedens Komplex Z
37. Fuß Komplex Z
38. Gartenkultur Komplex Z
39. Gebäude Komplex Z
40. Geburtsvorbereitungs Komplex Z
41. Gedächtnis Komplex Z
42. Gedächtnis Prophylaxe Komplex Z
43. Gelenk Standard Z
44. Gemeinschafts Komplex Z
45. Gender Komplex Z
46. Geophysikalischer Komplex Z
47. Gerechtigkeits Komplex Z
48. Gesundheits Komplex Z
49. Gewichts Komplex Z
50. Gewichtsregulations Komplex Z
51. Glaukom Komplex Z
52. Haar Komplex Z
53. Hallux valgus Komplex Z
54. Haltungs Komplex Z
55. Harmonie Komplex Z
56. Haut Komplex Z
57. Hautschuppen Komplex Z
58. Herzens Komplex Z
59. Hirnregenerations Komplex Z
60. Hormon Komplex Z
61. Husten Komplex Z
62. Hormon M Komplex Z

63. HPU Komplex Z
64. Hypertonie Komplex Z
65. Immun Komplex Z
66. Impf Komplex Z
67. Intergalaktischer Komplex Z
68. Intuitions Komplex Z
69. Kardio Komplex Z
70. KHK Komplex Z
71. Kiefer Komplex Z
72. Konzentrations Komplex Z
73. Kopfschmerz Komplex Z
74. Kraft Komplex Z
75. Kränkungs Komplex Z
76. Kreidezahn Komplex Z
77. Kreislauf Komplex Z
78. Kriegsverarbeitungs Komplex Z
79. Lebensfreude Komplex Z
80. Lebenssinn Komplex Z
81. Leber Komplex Z
82. Lern Komplex Z
83. Leukenzephalopathie Komplex Z
84. Licht Komplex Z
85. Licht Erzeugungs Komplex Z
86. Licht Umwandlungs Komplex Z
87. Lipid Ausleitungs Komplex Z
88. Lipom Komplex Z
89. Lymph Komplex Z
90. Magen Komplex Z
91. Masken Komplex Z
92. Menopausen Komplex Z
93. Missbrauchs Komplex Z
94. Mittigkeits Komplex Z
95. Motivations Komplex Z
96. Muskel Komplex Z
97. Mücken Komplex Z
98. Narben Komplex Z
99. Nasennebenhöhlen Komplex Z
100. Nerven Komplex Z
101. Neukonditionierungs Komplex Z
102. Neuro Komplex Z
103. Nieren Komplex Z
104. OP Vorbereitungs Komplex Z
105. Orte Komplex Z
106. Osteoporose Komplex Z
107. Pankreas Komplex Z
108. Parkinson Komplex Z
109. Parodontose Komplex Z
110. Partnerschafts Komplex Z
111. Polyneuropathie Komplex Z
112. Potenz Komplex Z
113. Praxis Komplex Z
114. Prioritäten Komplex Z
115. Prokrastinations Komplex Z
116. Prüfungs Komplex Z
117. Psycho Komplex Z
118. Quanten Komplex Z
119. Reflex Komplex Z
120. Regenerations Komplex. Z
121. Rheumatismus Komplex Z
122. Rosacea Komplex Z
123. Rücken Standard Z
124. Schilddrüsen Komplex Z
125. Schlaf Komplex Z
126. Schmerz Komplex Z
127. Schul Komplex Z
128. Schulzeit - Pubertät Komplex Z
129. Schulter Komplex Z
130. Schutz Komplex Z

131. Schwerhörigkeits Komplex Z
132. Schwindel Komplex Z
133. Selbstfürsorge Komplex Z
134. Selbstsicherheits Komplex Z
135. Selbstwert Komplex Z
136. Skoliose Komplex Z
137. Spikeschutz Komplex Z
138. Sprachlosigkeits Komplex Z
139. Stoffwechsel Komplex Z
140. Strahlenschutz Komplex Z
141. Stress Komplex Z
142. Sucht Komplex Z
143. Sudeck Komplex Z
144. Süßigkeitsverlangen Komplex Z
145. Tagesform Komplex Z
146. Tinnitus Komplex Z
147. Toleranz Komplex Z
148. Trauer Komplex Z
149. Trauma Komplex Z
150. Travel Komplex Z
151. Tumor Komplex Z
152. Turbo HOM KIN Komplex Z
153. Übergewichts Komplex Z
154. Umschreibungs Komplex Z
155. Universal Komplex Z
156. Unterscheidungs Komplex Z
157. Uro Komplex Z
158. Urvertrauen Komplex Z
159. Vagus Komplex Z
160. Vakuum Komplex Z
161. Venen Komplex Z
162. Verdauungs Komplex Z
163. Vergebungs Komplex Z
164. Verletzungs Komplex Z
165. Verträglichkeits Komplex Z
166. Vitamin Komplex Z
167. Vitamin D Komplex Z
168. Vitiligo Komplex Z
169. Vorbereitungs Komplex Z
170. Weltgesundheits Komplex Z
171. Wetter Komplex Z
172. Zahnschmerz Komplex Z
173. Zecken Komplex Z
174. Zeitmanagement Komplex Z
175. Zuversichts Komplex Z

Drehmittel:

176. Rechtsdrehung D 1000, D unendlich
177. Wechseldrehung D 1000
178. molekulare Rechtsdrehung D 100.000

Testungen
in Weidenau vom 17.10.21:
Ivermectin D 30 heilt:
- Coronainfektionen - Krebserkrankungen - alle Viruserkrankungen

Das Einzelmittel **Kundalini D 30** nimmt die Blockade oberhalb des Scheitelchakras nach Impfungen wieder weg

Inhalt der 175 Komplexmittel + 3 Drehmittel **Stand 01.2026**
nach Dr. Heinrich Zeeden

Al - Ang

Allergie Komplex Z
Antikörperbildung D 30
Apis D 30
Cardiospermum D 30
Chara intermedia D 200
Cortison D 30
Cutis D 30
Herzchakra D 30
Histamin D 30
Ledum D 1000
Mastzellenstabilität D 30
Mucosa D 30
Thymus D 30

ALS Komplex Z
Artemisia annua D 30
Aura Komplex Z
Chakren Komplex Z
Haltungs Komplex Z
Moringa D 30

Angst Komplex Z
Aconit D unendlich
Angstauflösung D 30
Argentum nitricum D 1000
Arsenicum album D 100 Mio.
Cimicifuga D 30
Kalium phosphoricum D unendlich

Ano - Ap

Anorexie Komplex Z
Acidum nitricum D 1000, D unendlich
Ahnenerlösung D 30
Anerkennung - Partnerschaft auf gleicher Augenhöhe D 30
Aura Komplex Z
Caprylsäure D 30
Chakren Komplex Z
Familienaufstellung D 1000
Herzenssonne D unendlich
Hormon Komplex Z
Psycho Komplex Z
Selbstsicherheit Komplex Z
Selbstwert Komplex Z
Stoffwechsel Komplex Z
Sucht Komplex Z

Antiaging Komplex Z
Antiaging D 30
Gesundheits Komplex Z
Organpflege D 30

Apoplex Komplex Z
Arnica D 1000
Arteriae D 30
Ginkgo D 1000
Lachesis D 30
optimaler Sauerstofftransport D 30
Rekanalisierung D 30
Streptokinase D 30
Urokinase D 30

At - Aur

Atlas Komplex Z
HWK 1 D 30 = Atlas
HWK 2 D 30 = Axis
Ligamentum atlantoaxiale D 30

Augen Komplex Z
Belladonna D 30
Euphrasia D 30
Kantenfilter D 30
künstliches Blaulicht D 30
Lens D 30
Macula lutea D 30
Nervi craniales D 30
Nervus opticus D 30
Opium C 1000
Retina suis D 30
Silicea D 1000
Smaragd D 1000
Stirnchakra D 30

Aura Komplex Z
Auraaufbau D 30
Auradeformation D 30
Auradestruktion D 30
Auraersatz D 30
Aurainterferenz D 100 Mio.
Auranaht D 30
Aurawirbel D 30
Einsteinformel D 30
goldenes Ei D 30

Aus - Aut

Ausbildungs Komplex Z
Gedächtnis Komplex Z
Intuitions Komplex Z
Konzentrations Komplex Z
Lern Komplex Z
präzise Formulierungen D 30
Rosenthaleffekt D 30
Selbstvertrauen D 30
technisches Grundverständnis D 30
roter Faden D 30
Zeitdehnung D 30
Zeitmanagement Komplex Z

Ausleitungs Komplex Z
Chara intermedia D 200
Gesundheitskreislauf D 30
Haut Komplex Z
Leber Komplex Z
Lymph Komplex Z
Nieren Komplex Z
Säure - Basen Gleichgewicht D 30

Autismus Komplex. Z
Aurum metallicum D 1000
Erdung D 30
gesicherte Überlebensstrategie D 30
Herzenssonne D unendlich
optimaler Sauerstofftransport D 30
physiologische Auraverteilung D 30
Reflex Komplex Z
Sauerstoffmangel D 30
soziale Integrationsfähigkeit D 30
Synapsenneubildung D 30

AVK - Be

AVK Komplex Z
Arnica D 1000
Arteriae D 30
Ginkgo D 1000
optimaler Sauerstofftransport D 30
Rekanalisierung D 30
Streptokinase D 30
Urokinase D 30

Bechterew Komplex Z
Imipenem D 30
Kalium bichromicum D 100 Mio.
Lac caninum D 100 Mio.
Nieren Komplex Z
Polio Nosode D 30
Thuja D 200
Toxoplasmose Nosode D 30

Beweglichkeits Komplex Z
Beweglichkeit D 30
Die fünf Tibeter D 30
Muskeldehnung D 30

Bi - Bl

Bienen Komplex Z
Ameisensäure D 30
Anpassungsfähigkeit D 30
Aura Komplex Z
Bienenschutz D 30
Caprylsäure D 30
freundliche Bienen D 30
gesundes Erbgut D 30
Herzenssonne D unendlich
Immun Komplex Z
Milbenschutz D 30
optimale Resistenz D 30
Resistenz gegen
Pflanzenschutzmittel D 30
Schutz Komplex Z
Strahlenschutz Komplex Z
Virenschutz D 30

Blasen Komplex Z
alle Meridiane D 30
Beckenboden D 30
Blasenkontrollzentrum D 30
Fraxinus excelsior D 30
Ligamenta rotunda D 30
Merkur Pl D 30
Mucosa D 30
Muskel Komplex Z
optimale Blasenfunktion D 30
Sakralchakra D 30
Schlange sc D 30
Schließmuskel D 30
Vesica urinaria D 30

Bl - Ch

Blutbildungs Komplex Z
Ferrum metallicum D 1000
Hämatit D 1000
Medulla ossis D 30
Rosmarin D 200
Sanguinaria D 30

Borreliose Komplex Z
Artemisia D 30
Borrelien Nosode D 30
Imipenem D 30
Karde D 200
Moringa D 30
Spirochäten D 30

Chakren Komplex Z
Halschakra D 30
Herzchakra D 30
Milzchakra D 30
Orion sc D 30
Sakralchakra D 30
Scheitelchakra D 30
Stirnchakra D 30
Wurzelchakra D 30

Chemtrail Komplex Z
aerotoxisches Syndrom D 30
Alumina D 30
Arsenicum album D 100 Mio.
Ausleitungs Komplex Z
Barium carbonicum D 1000
Cadmium metallicum D 200
Jet - fuel A - 1 Detox D 30
Lymph Komplex Z
Schutz Komplex Z

Com - Cor

Computerabsturz Komplex Z
Germanium D unendlich
Magnetkopfstabilität D 1000
Silicea D 1000
Siliziuminterferenz D 100 Mio.

Corona - Impf Komplex =
C. I. Komplex
Alumina D 30
Arsenicum album D 100 Mio.
Ausleitungs Komplex Z
Bakterien Nosode D 30
Betapropiolacton D 30
energetische Umkehrung der
Covid 19 Vakzine D 30
diploide Fibroblastenzellen D 30
Fremdenergie D unendlich
Friedens Komplex Z
Glutaraldehyd D 30
Graphenmigration in die
Epidermis D 30
embryonale Zellkultur D 30
Immun Komplex Z
Impf - mRNA - Ausschluss
Markierung D 30
Impftestsatz VAK
Kiefernnadelextrakt D 30
Liebes Grit D 30
Lymph Komplex Z
menschliche Solidarität D 30
Mercurius solubilis D 30
Migration anorganischer Partikel
der Impfung in die Epidermis D 30
Mitochondrien D 30
Nanolipidausleitung D 30

Cor

Fortsetzung:
Corona - Impf Komplex =
C. I. Komplex
Nanolipidsperre D 30
Polysorbat D 30
Regenerations Komplex Z
RNS D 30
Schedding Energie D 30
Spikeenzyme D 30
Staphisagria C 200
Suramin D 30
Thuja D 200
Vergebungs Komplex Z
Virus Nosode D 30
Anitviral, Antiparasitär:
Ivermectin D 30
Niclosamid D 30
Gefäßreparatur:
AVK Komplex Z
Retinol D 200
Eisenstoffwechsel optimieren:
Cuprum metallicum D 30
Ferrum metallicum D 1000
Prionen:
Chlordioxid D 30
Prionenentsorgung D 30
Retroviren:
Baikalin D 30
Retro - Viren - Pulver D 30
Scutalaria D 30

Cor

Corona - Virus Komplex Z
Aconit D 1000
Arsenicum album D 100 Mio.
Bronchioli D 30
Chara intermedia D 200
China D 1000
Fremdenergie D unendlich
Friedens Komplex Z
Glycyrrhizinsäure D unendlich
Immun Komplex Z
Pulmo D 30
Regenerations Komplex Z
RNS D 30
528 Hz = DNA Repair D 1000
285 Hz = Nervengewebe D 1000
Anitviral, Antiparasitär:
Ivermectin D 30
Niclosamid D 30
Eisenstoffwechsel optimieren:
Cuprum metallicum D 30
Ferrum metallicum D 1000
Gefäßreparatur:
AVK Komplex Z
Retinol D 200
Prionen:
Chlordioxid D 30
Prionenentsorgung D 30
Retroviren:
Baikalin D 30
Retro - Viren - Pulver D 30
Scutalaria D 30

Co - Dek

Covid long Komplex Z
Caprylsäure D 30
Ende der Coronainfektion D 30
Rückgängigmachung der Coronainfektion D 30
Wiederherstellung aller Kräfte D 30

Dank Komplex Z
Dank D 30
Heilung D 30
Segen D 30

Darm Komplex Z
Ahnenerlösung D 1000
alle Meridiane D 30
Argentum nitricum D 1000
Bakterien Nosode D 30
Colon D 30
Familienaufstellung D 1000
Imipenem D 30
Immun Komplex Z
Lapacho D 1000
Mikrobiom D 30
Mucosa D 30
Nabelchakra D 30
Propolis D 1000
Reishi D 200
Trauma Komplex Z

Dekubitus Komplex Z
Cutis D 30
Gewebeaufbau D 30
optimaler Sauerstofftransport D 30
Rhus toxicodendron D 100 Mio.

Dem - Do

Demenz Komplex Z
Ausleitung der Tau - Proteine D 30
Ausleitung des Amyloid - Protein D 30
Ausleitungs Komplex Z
Bahmi D 30, D 100 Mio.
Cerebrum D 30
Corpus callosum D 30
Dendritenneubildung D 30
Lymph Komplex Z
optimale Funktion der Neurotransmitter D 30
Rückgängigmachung der Gedächtnisschwäche D 30
Scheitelchakra D 30
Stirnchakra D 30
Synapsenneubildung D 30

Diabetes Komplex Z
Insulin Rezeptor D 30
Langerhans'sche Inseln D 30
optimaler Insulinspiegel D 30
optimales Körpergewicht D 200
optimale Stoffwechsellage D 1000

Dopamin Komplex Z
Lux solis D 100 Mio.
Xenonlicht D 100 Mio.
Dopamin D 30
Trauma Komplex Z
Aconit D unendlich
Pulsatilla D 100 Mio.
Universal Komplex Z
Caprylsäure D 30
Turbo HOM KIN D 30

Eiter Komplex Z
Hepar sulfuris D 30
Lachesis D 30
Mercurius solubilis D 30
Myristica D 30
Pyrogenium D 30
Silicea D 1000

Entzündungs Komplex Z
Aconit D 1000
Belladonna D 30
Chamomilla D 1000
C3, C4 Komplement D 30

Falten Komplex Z
Antiaging D 30
Faltenrückbildung D 30
Haut Komplex Z
optimale Hautregeneration D 30
straffe Haut D 30

Fieber Komplex Z
Aconit D 30
Belladonna D 30
Chamomilla D 30
C3, C4 Komplement D 30
Ferrum phosphoricum D 30

Friedens Komplex Z
5G - Entwicklungs - Abkoppelung D 30
Bryonia D unendlich
Eigenverantwortung D 30
Fremdenergie D unendlich
Geschlechterfrieden D 30

Fortsetzung:
Friedens Komplex Z
Gleichgewicht von Geben und Nehmen D 30
intergalaktischer Frieden D 100 Mio.
Janus Aktivität D 30
Lachesis D 300.000
Liebe D unendlich
Manipulation D unendlich
Mars Pl D 30
Plutonium D unendlich
Rettung der Individualität D 30
Rettung des Rechtsstaates D 30
Stramonium D unendlich
Transparenz D unendlich
Vorurteilslosigkeit D 30

Fuß Komplex Z
alle Meridiane D 30
Ausleitungs Komplex Z
Balance und Gleichgewicht D 30
Entspannung D 30
Erdung D 30
gesegneter Lebensweg D unendlich
gesunde Anatomie der Füße D 30
glückliche Füße D 30
Göttliche Ordnung in allen Zellen D unendlich
optimale Beweglichkeit D 30
optimale Durchblutung D 30
optimale Funktion der Fußreflexzonen D 30
optimale Mineralversorgung D 30
Vitamin D Komplex Z

Gartenkultur Komplex Z
geröstetes Blattlauspulver D 30
geröstetes Kartoffelkäferpulver D 30
geröstetes Nacktschneckenpulver D 30
geröstetes Varroamilbenpulver D 30
geröstetes Wühlmauspulver D 30

Gebäude Komplex Z
Aconit D unendlich
gut gestimmte Hausseele D 30
Lymph Komplex Z
optimale Gebäudeaura D 30
Orte Komplex Z
positive Hausenergie D 30
Schutz Komplex Z
Strahlenschutz Komplex Z
Trauma Komplex Z

Geburtsvorbereitungs Komplex Z
empathische Einstellung der Hebamme D 30
Kommunikation auf Augenhöhe D 30
komplikationslose Geburt D 30
leicht verlaufende Geburt D 30
optimale Mondphase D 30
optimaler Zeitpunkt der Geburt D 30
verantwortungsvolle ärztliche Führung D 30

Gedächtnis Komplex Z
Aethusa D 100 Mio.
Ausleitungs Komplex Z
Cedron D 1000
Cerebrum D 30
Chakren Komplex Z
Daucus carota D 30
Equisetum arvense D 200
Gehirnaura D 30
Gesundheitskreislauf D 30
Ginkgo D 1000
Impf Komplex Z
Juglans regia D 100.000
Mikrobiom D 30
Nux vomica D 30
optimaler Gedächtniszugriff D 30
Reishi D 200
Relivkids D 30
Rhodonit D 100 Mio.
Rückgängigmachung von regressiven mentalen Prozessen D 30
Saccharum officinale D 200

Gedächtnis Prophylaxe Komplex Z
Alumina D 30
Borax D 30
Demenz Komplex Z
Gedächtnis Komplex Z
Hirnregenerations Komplex Z
Lithium carbonicum D 30
Universal Komplex Z
Wortfindungsstörungen D 30

Gel - Gen

Gelenk Standard Z
alle Meridiane D 30
Atlas Komplex Z
Beinlängendifferenz D 30
C3, C4 Komplement D 30
Harnsäure D 200
Hirnhautverziehung D 30
Nervus spinalis D 30
Pankreas D 30
Rhus toxicodendron D 30
Schlange sc D 30

Gemeinschafts Komplex Z
Indikation: zur Vorbereitung für eine Lebensgemeinschaft (Alters-WG):
Anlehnung an gesunde Ahnen D 30
Familienaufstellung D 1000
Muttermilch D 30
Oxytocin D 30

Gender Komplex Z
Besinnung auf die eigene Identität D 100 Mio.
Familienaufstellung D 1000
Fremdenergie D unendlich
Hydrogenium D 100 Mio.
Hyoscyamus D 100 Mio.
Kriegsverarbeitungs Komplex Z
Lachesis D 1000
moderiertes Abschiedsgespräch D 30
Natrium chloratum D unendlich
Stramonium D 100 Mio.
Synchronisierung von Gefühl und Körper D 30
Thuja D 100 Mio.

Geo - Ger

Geophysikalischer Komplex Z
atmosphärisch gestörte Energieflüsse D 30
Störungen in der Magnetosphäre D 30
solarkosmische Strahlungen im Erdsystem D 1000
Sonnenwinde D 1000
Schumannfrequenzschwankungen D 30
Streames aus Coronal Holes D 30
Cern / Haarp Experimente D 30
Frequenz Komplex Z,
Geopatischer Komplex Z,
Strahlenschutz Komplex Z,
Psycho Komplex Z,
Nerven Komplex Z,
Neuro Komplex Z,
Hirnregenerations Komplex Z

Gerechtigkeits Komplex Z
Auflösung aller Korruptionsbanden D 30
Auflösung aller Kriegs- und Machtgelüste D 30
Auflösung destruktiver Haltung D 30
Geschlechtergerechtigkeit D 30
Gleichgewicht von Geben und Nehmen D 30
gleichmässige Geldverteilung D 30
Kontakt auf gleicher Augenhöhe D 30
Neukonditionierungs Komplex Z
Rückgängigmachung des Kolonialismus D 30
Vergebungs Komplex Z
Verzicht auf Übervorteilung D 30

Gesundheits Komplex Z
Erkennungsfähigkeit der Zellmembran D 30
Gesundheitskreislauf D 30
Heilimpuls über die DNA Aura D 30
optimale Zellteilung D 30
Telomeraseaktivität D 30
Telomereapposition D 30
Zellregeneration D 30
Zusammenarbeit aller Zellen D 30
Zytokine D 30

Gewichts Komplex Z
Fucus vesiculosus D 30
Gewichtsabnahme D 30
Gleichgewicht der Energien D 30
Grünlippenmuschel D 30
Linolensäure D 30
Lomedus D 30
Madar D 30
Neukonditionierungs Komplex Z
optimaler Insulinspiegel D 30
Rasnasaptakam D 30
Saccharum officinale D 30
Sättigungsgefühl ohne Nahrungszufuhr D 30
Selenium D 30
Serotonin D 30
Übergewichts Komplex Z
Vakuum Komplex Z
Zingiber D 30

Gewichtsregulations Komplex Z
Alles darf heil sein D unendlich
ausgeglichene Produktion von Cortisol D 30
Balance Yin - Yang D 30
Ginsengwurzel D 30
Laminaria Alge D 30
Licht Umwandlungs Komplex Z
Mondstein D 1000
Motivations Komplex Z
optimal ausgeglichene Insulinproduktion D 30
optimal ausgeglichener Stoffwechsel und Hormonhaushalt in jeder Lebenslage im göttlichen Gleichgewicht D unendlich
optimaler Ausgleich der 3 Magensäfte (Wind, Schleim, Galle) D 30
optimales Gleichgewicht der Östrogene D 30
optimale Funktion der Leptinhormone D 30
optimale Funktion der Nebennieren D 30
optimaler Jodspiegel D 30
optimales Körpergewicht D 30
optimaler Progesteronspiegel D 30
optimale Schilddrüsenfunktion D 30
Rosenwurz D 30
Selbstliebe D unendlich
Sonnenstein D 1000
strukturiertes Wasser D 30
vollkommene Gesundheit und Lebenskraft D unendlich

Gla - Hall

Glaukom Komplex Z
Euphrasia D 30
Kammerwasserdruck D 30
Macula lutea D 30
Nervus opticus D 30
Oculus D 30
Saphir D 100 Mio.
Stirnchakra D 30

Haar Komplex Z
Capilli D 30
Cutis D 30
gesunde Haare D 30
Gesundheits Komplex Z
optimaler Haarwuchs (Kopfhaar) D 30
optimale Werte für Vitamine, Mineralstoffe und Aminosäuren D 30
Scheitelchakra D 30
Stirnchakra D 30

Hallux valgus Komplex Z
Adductor hallucis brevis D 30
Adductor hallucis longus D 30
alle Meridiane D 30
Beweglichkeit aller Fußgelenke D 30
Familienbelastung D 30
Fuß Komplex Z
Fußgewölbe D 30
Großzehenbeweglichkeit D 30
Hallux valgus D 30

Halt - Har

Haltungs Komplex Z
Alles ist möglich D 30
Alles wird gut D 30
Das Leben ist Urlaub D 30
Egolosigkeit D 1000
Es gibt nichts zu tun, alles geht von selbst D 30
Ich brauche nichts D 30
perfekte Sichtweise D 30
vollständige Akzeptanz D 30

Harmonie Komplex Z
Corona Viren transformieren D 30
Erinnerung im Körper, in allen Zellen, Molekülen und Chakren an das Lichtbewusstsein der Schöpfung D 100 Mio.
Geheimcode im System transformieren D 30
Harmonisierung von Körper, Emotionen und Energiefeld mit Licht und Allumfassender Liebe D unendlich
Heil und Segen auf allen Ebenen D unendlich
Herzenssonne D unendlich
Immun Komplex Z
Licht Umwandlungs Komplex Z
Vollkommene Gesundheit und Lebenskraft D unendlich

Ha - Hi

Haut Komplex Z
Arsenicum album D 30
Cutis D 30
Graphites D 30
Ekzeme D 30
Hautentzündung D 30
Parasiten Nosode D 30
Pilz Nosode D 30

Hautschuppen Komplex Z
Cutis D 30
Graphites D 30
Hautschuppung D 30

Herzens Komplex Z
Einfühlungsvermögen D 30
emotionales Herz D 30
Haltungs Komplex Z
Pulsatilla D 100 Mio.
seid umschlungen Millionen D 30
Trauma Komplex Z
Vergebungs Komplex Z

Hirnregenerations Komplex Z
Aquantin D 30
Caprylsäure D 30
D (+) - Galactose hochrein D 30
Herzenssonne D unendlich
Purtier D 30
sibirische Zedernnuss D 30

Ho - HPU

Hormon Komplex Z
Cimicifuga D 30
Ovarium D 30
Hypophyse D 12
Pulsatilla D 1000
Sepia D 1000
Uterus suis D 30

Hormon M Komplex Z
Agnus castus D 12
Alpha Tocopherol D 30
Gold pur D 1000
Hypophyse D 12
Nebenniere D 30
Selenium D 30
Testosteron D 30

HPU Komplex Z
Chromresorption D 30
korrekte Hämsynthese D 30
korrekte Pyrrolringe D 30
Magnesium Potenzakkord
D 6 bis D unendlich
Manganresorption D 30
optimale Enzymaustattung D 30
optimale Enzyme
für Pyrrolringsynthese D 30
optimaler Porphyrinstoffwechsel D 30
optimaler Sauerstofftransport D 30
Porphyrinausscheidung D 30
Vitamin B 6 Potenzakkord
D 6 bis D unendlich
Zinkresorption D 30

Husten Komplex Z
Bronchioli D 30
Bryonia D 30
Carbo vegetabilis D 30
Diaphragma D 30
Drosera D 30
Herzchakra D 30
Plantago lanceolata D 200
Pulmo D 30
Sticta pulmonaria D 30
Thymus D 30
Tuberculinum Koch alt D 200

Hypertonie Komplex Z
Allium ursinum D 10.000
Arnica D 1000
Aurum metallicum D 100.000
Cardocalm D 30
Cor suis D 30
emotionale Aufarbeitung D unendlich
Neukonditionierung D unendlich
Pressorezeptoren D 30
soziale Vererbung D 30

Immun Komplex Z
Antikörperbildung D 30
Echinacea D 30
Herzchakra D 30
Licoricia radix D 200
Lymphknoten D 30
Mucosa D 30
Sambucus nigra D 10.000
Thymus D 30

Impf Komplex Z
Chara intermedia D 200
Diphtherie Impfstoff D 30
Hepatitis A und B Nosode D 30
Masern Impfstoff D 30
Mumps Impfstoff D 30
Pertussis Impfstoff D 30
Polio Impfstoff D 30
Röteln Impfstoff D 30

Intergalaktischer Komplex Z
intergalaktische Rechtsdrehung D 100 Mio.
intergalaktische Klarheit D 100 Mio.
Völkerverständigung D 30

Intuitions Komplex Z
Aurainterferenz D 100 Mio.
Auranaht D 30
Cerebrum D 30
Chamomilla D 100 Mio.
Egolosigkeit D 1000
Energiefeld D 30
Gesundheitskreislauf D 30
hinderliche Glaubenssätze D 1000
Natrium chloratum D 100 Mio.
optimaler Informationszugriff D 30
Orion sc D 30
Phosphor D 1000
Silicea D 1000
Sonnengeflecht D 30
Stramonium D 30

Ka - Kon

Kardio Komplex Z
Indikation Myokardinsuffizienz:
ATP D 30
Cactus D 30
Cor suis D 30
Crataegus D 30
Herzchakra D 30
Herzmuskel D 30
Kalium carbonicum D 200
Kontraktionskraft D 30
optimaler Sauerstofftransport D 30
Strophanthus D 30

KHK Komplex Z
Arnica D 1000
Ginkgo D 1000
Kardio Komplex Z
Koronarien D 30
optimaler Sauerstofftransport D 30
Rekanalisierung D 30
Streptokinase D 30
Urokinase D 30

Kiefer Komplex Z
C3, C4 Komplement D 30
Imipenem D 30
Kieferostitis D 30
Pulpitis D 30

Konzentrations Komplex Z
Gesundheitskreislauf D 30
gute Auffassungsgabe D 30
gutes Verständnis D 30
gute Zeitnutzung D 30
volle Konzentration D 30

Kop - Kreid

Kopfschmerz Komplex Z
Belladonna D 30
Cerebrum D 30
Halschakra D 30
Kopfschmerz weg D 30
Nux vomica D 30
Scheitelchakra D 30
Stirnchakra D 30

Kraft Komplex Z
ethische Verwendung D 30
Gefühl von Kraft und Stärke D 30
Gentiana lutea D 30
konstruktive mentale Ausrichtung D 30
Salvia D 100 Mio.
Taraxacum D 30

Kränkungs Komplex Z
Acidum nitricum D unendlich
Causticum D unendlich
Chamomilla D unendlich
Ignatia D unendlich
Leber Komplex Z
Stramonium D 100 Mio.

Kreidezahn Komplex Z
Calcium carbonicum D 30
Kiefer Komplex Z
Polio Nosode D 30
Thuja D 30

Kreislauf Komplex Z
Arsenicum album D 30
Cactus D 30
China D 30
Nux vomica D 30
RR - Regulation D 30
Veratrum album D 30

Kriegsverarbeitungs Komplex Z
Aconit D unendlich
Ahnenerlösung D 30
Dumortierit D 30
Psycho Komplex Z
Sprachlosigkeit D 30
Trauma Komplex Z

Lebensfreude Komplex Z
Auraaufbau D 30
Aurum metallicum D 100 Mio.
Caprylsäure D 30
Chakren Komplex Z
Hirnregenerations Komplex Z
Neukonditionierungs Komplex Z
Psycho Komplex Z
Stramonium D 100 Mio.

Lebenssinn Komplex Z
Arsen D 100 Mio.
Entwicklung D 30
Haltungs Komplex Z
liebevolle Aufmerksamkeit für alle D unendlich
Priorität Lebenssinn D 30
Pulsatilla D 100 Mio.
Resistenz gegen die Verführung zu Unwesentlichem D 100 Mio.
Rosenthaleffekt D 30

Leber Komplex Z
Carduus marianus D 30
Chelidonium D 30
Gallenblase D 30
Hepar D 30
Lycopodium D 1000
Milzchakra D 30
Taraxacum D 30
Allergie Komplex Z
Bergkristall D 100 Mio.
Caladium D 100 Mio.
Crotalus horridus D 6, D 12, D 30
Diphtherinum D 200
Gedächtnis Komplex Z
Trauma Komplex Z
Türkis D 1000

Lern Komplex Z
Allergie Komplex Z
Bergkristall D 100 Mio.
Caladium D 100 Mio.
Crotalus horridus D 6, D 12, D 30
Diphtherinum D 200
Gedächtnis Komplex Z
Trauma Komplex Z
Türkis D 1000

Leukencephalopathie Komplex Z
Aethusa D 1000
alle Meridiane D 30
Brahmi D 30, D 100 Mio.
Cerebrum D 30
Intrinsic Faktor D 30
Ivermectin D 30
optimale Synapsen - Funktion D 30
Schutz Komplex Z
synthetisches Denken D 30

Licht Komplex Z
Lichtenergie D 30
Lichtstoffwechsel D 30
Sättigungsgefühl ohne
Nahrungszufuhr D 30
Supraleitung D 30

Licht Erzeugungs Komplex Z
Chakren Komplex Z
Egolosigkeit D 1000
goldenes Ei D 30
Hilfestellung zum Erwachen des
Gottesbewusstseins D 30
Kraft Gebet D 30
lichtvolle Geisteshaltung D 30
lichtvolle Nutzung des Wissens D 30
Neptun Pl D 30
Quanten Komplex Z
rechte Ansicht D 30
Schattenjägertum D 30
Schutz Komplex Z
Supraleitung D 30
Unterscheidungs Komplex Z
vollständige Akzeptanz D 30

Licht Umwandlungs Komplex Z
Frieden D unendlich
göttliche Ordnung D unendlich
Herzenssonne D unendlich
Rechtsdrehung D unendlich
Stramonium D unendlich

Lipid Ausleitungs Komplex Z
Graphenmigration in die
Epidermis D 30
Nanolipidsperre D 30
Nanolipidausleitung D 30
Migration anorganischer Partikel
der Impfung in die Epidermis D 30
Spikeenzyme D 30

Lipom Komplex Z
Lipom Rückbildung D 30
Tumor Komplex Z

Lymph Komplex Z
Kalium carbonicum D 30
Lymphdrainage D 30
Lymphwege D 30
Sepia D 1000
Ultima Ratio D 30
Vena saphena magna D 30

Magen Komplex Z
Gallenfluss D 30
Leber D 30
Magen D 30
optimaler Ausgleich der
Verdauungssäfte D 30
optimale Rückresorption der
Gallensäure D 30
optimale Verdauung D 30
Säure - Basenhaushalt D 30

Mas - Mi

Masken Komplex Z
Acidum nitricum D unendlich
Toleranz Komplex Z
Verträglichkeits Komplex Z

Menopausen Komplex Z
Cimicifuga D 200
Estradiol D 30
Feuchthaut D 30
Hitzewelle D 30
hormonelles Gleichgewicht D 30
Lachesis D 30
Ribes nigrum D 1000
Salvia officinalis D 1000
Sepia D 100 Mio.

Missbrauchs Komplex Z
Aura Komplex Z
Caladium D 100 Mio.
Gefühl der Beschmutzung D 30
gekränkte Seele D 30
Palladium D 100 Mio.
Sprachlosigkeit D 30
Staphisagria D 1000
Tuberculinum Koch alt D 200
Wiederherstellung des
Urvertrauens D unendlich

Mittigkeits Komplex Z
Corpus callosum D 30
Merkur Pl D 30
Smaragd D 1000

Mo - Mu

Motivations Komplex Z
Alte Verhaltensmuster loslassen
D 1000
ausgeglichene Atmung D 30
Begeisterung D 100 Mio.
Der Weg ist das Ziel D 100 Mio.
Glücklich sein im eigenen Schaffen
D 1000
Herzenssonne D unendlich
Ich bin gelassen und kann Ruhe
bewahren D 1000
Ich bin wundervoll D unendlich
Ich glaube an mich D 100 Mio.
Ich öffne mich und bin bereit, all
das Gute zu empfangen, das mich
weiterbringt D 100 Mio.
In die eigene Kraft gehen D 100 Mio.
innere Kraft D 100 Mio.
Intuitions Komplex Z
Klare Vision vor Augen und Mut,
sie entstehen zu lassen D 100 Mio.
Körper und Geist entspannen und
zentrieren D 30
Motivation D 100 Mio.
Mut und Vertrauen D 100 Mio.
Mut zur Veränderung D 100 Mio.
schöpferische Kraft D unendlich
Toleranz Komplex Z
Zuversichts Komplex Z

Muskel Komplex Z
Ligamentum D 30
Musculus D 30
Rechtsdrehung D 1000
Sericum coconum D 30

Mü - Ner

Mücken Komplex Z
Flug- und Landeverbot D 30
geröstetes Mückenpulver D 30

Narben Komplex Z
alle Meridiane D 30
Bergkristall D 100 Mio.
Mucosa D 30
Narbenunterspritzung D 30
Verletzungs Komplex Z

Nasennebenhöhlen Komplex Z
Cinnabaris C 200
Hydrastis C 200
Kalium bichromicum C 200

Nerven Komplex Z
Cerebellum D 30
Cerebrum D 30
Hypericum D 1000
Lavendel D 1000
Medulla spinalis D 30
Melissa officinalis D 200
Nervus spinalis D 30
Nux vomica D 30
Sonnengeflecht D 30

Neu - Nie

Neukonditionierungs Komplex Z
Entfaltung der Gesundheit D 30
Friedens Komplex Z
Ignatia D 100 Mio.
klares Erkennen D 30
Lebensbestätigung D 30
Neukonditionierung D 30
Selbstfürsorge Komplex Z
Selbstsabotage D 30
Selbstwert Komplex Z
Stramonium D 100 Mio.
Vergebungs Komplex Z
Zuversichts Komplex Z

Neuro Komplex Z
Barium chloratum D 6
Distemperinum Nosode D 30
Hyperkalzämie D 30
Immun Komplex Z
Mitochondriopathie D 30
optimale Aminosäurewerte D 30
optimale Enzymwerte D 30
optimale Kupfer-, Selen- und Zinkwerte D 30
optimale Vitaminwerte D 30
Reparatur Myelinscheiden D 30

Nieren Komplex Z
Betula D 1000
Renes D 30
Solidago D 30
soziale Vererbung D 30

Op - Pan

OP Vorbereitungs Komplex Z
Kongruente Schwingung zwischen Operateur und Patient D 30
Lymph Komplex Z
Narbenunterspritzung D 30
optimale Mondphase D 30
Trauma Komplex Z
Verletzungs Komplex Z

Orte Komplex Z
Aufhebung der Gitternetzinterferenzen D 30
elektrische Rechtsdrehung D 10.000
Frequenz Komplex Z
Heilung der Erdchakren D 30
Jerusalemer Kreuz D 30
optimale Erdkerndrehung D 30
optimale Schumann Frequenz D 30
Radium bromatum D 30
Schutz Komplex Z
Schutz vor Sonnenstürmen D 30
Strahlenschutz Komplex Z

Osteoporose Komplex Z
Calcitonin D 30
Equisetum arvense D 1000
Nebenschilddrüse D 30
Rücken Standard Z
Spongiosa D 30
Vitamin D Komplex Z

Pankreas Komplex Z
alle Meridiane D 30
exkretorische Drüsen D 30
inkretorische Drüsen D 30
Pankreas D 30
Stoffwechsel Komplex Z

Par - Pol

Parkinson Komplex Z
Arsenicum album D 100 Mio.
Chara intermedia D 200
Mitochondrien D 1000
optimale neuromuskuläre Übertragung D 200
Rechtsdrehung D 1000
Verdauungsenzyme D 30

Parodontose Komplex Z
Gingiva D 30
Parodontose D 30
Plantago lanceolata D 200
Salvia D 30

Partnerschafts Komplex Z
Fähigkeit zu gemeinsamen Entscheidungen D 30
gegenseitiger Respekt D 30
Kompromissfähigkeit D 30
konstruktive Haltung D 30
Partnerschaft auf gleicher Augenhöhe D 30
ziehen an einem Strang D 30

Polyneuropathie Komplex Z
Gesundheitskreislauf D 30
gute Funktion aller Nervenzellen D 30
Nervus spinalis D 30
optimale neuromuskuläre Übertragung D 30
optimaler Stoffwechsel aller Nervenzellen D 30
optimale Vitamine und Spurenelemente D 30

Pot - Pr

Potenz Komplex Z
Damiana D 30
Freude am Sex D 30
liebevolle Partnerschaft D 30
Vitamin E 1000 mg D 30

Praxis Komplex Z
Herzmagnet D 1000
optimal resonierende Klientel D 30
optimale Praxisauslastung D 30
optimaler Energieausgleich D 30

Prioritäten Komplex Z
Das Wichtigste zuerst D 30
klarer Kopf D 30
klare Entscheidung D 30
Pulsatilla D 100 Mio.

Prokrastinations Komplex Z
Ausdauer D 30
Haltungs Komplex Z
Leichtigkeit D 30
Motivations Komplex Z
Sepia D 1000
Sinnhaftigkeit D 1000
Starterenergie D 30

Prüfungs Komplex Z
Argentum nitricum D 1000
Gelsemium D 1000
Harmonie Komplex Z
Schul Komplex Z

Ps - Ref

Psycho Komplex Z
Arsenicum album D 100 Mio.
Caladium D 100 Mio.
Cerebrum D 30
EMDR D 1000
Familienaufstellung D 1000
Hyoscyamus D 30
Ignatia D 1000
kleiner Bär sc D unendlich
limbisches System D 30
Mandelkern D 30
Medulla ossis D 30
Natrium chloratum D 100 Mio.
Opium C 1000
Palladium D 100 Mio.
Rubin D 1000
Saccharum officinale D 30
Scheitelchakra D 30
Seelenanteile D 30
Staphisagria D 1000
Stramonium D 30
Türkis D 100 Mio.
Yucca D 1000

Quanten Komplex Z
Einsteinformel D 30
Licht Umwandlungs Komplex Z
Lichtreinigung D 30
Relativitätstheorie D 30

Reflex Komplex Z
25 ausbalancierte Reflexe nach
Weishaupt und Wilke

Reg - Ro

Regenerations Komplex Z
Einsteinformel D 30
Regeneration aller beeinträchtigter Zellen D 30
Tendenz zur vollständigen Gesundheit D 30

Rheumatismus Komplex Z
Gelenk Standard Z
Gesundheitskreislauf D 30
Muskel Komplex Z
Natrium sulfuricum D 30
NemaBas D 30
Polio Nosode D 30
Quanten Komplex Z
Thuja D 200
Vitamin D Komplex Z
Vitamin Komplex Z
Vorbereitungs Kompex Z

Rosacea Komplex Z
Arsenicum album D 100 Mio.
Corpus callosum D 30
Cutis D 30
Graphites C 200
Nieren Komplex Z
Psycho Komplex Z

Rü - Schl

Rücken Standard Z
alle Meridiane D 30
Atlas Komplex Z
Beinlängendifferenz D 30
C3, C4 Komplement D 30
Harnsäure D 200
Hirnhautverziehung D 30
Medulla spinalis D 30
Merkur Pl D 30
Rhus toxicodendron D 30
Schlange sc D 30

Schilddrüsen Komplex Z
für Schilddrüsenüberfunktion:
Arsenicum jodatum D 1000
Halschakra D 30
Schilddrüse D 30

Schlaf Komplex Z
Arsenicum album D 100 Mio.
Aura Zentrierung D 30
Avena sativa D 100.000
Cedron D 30
Coffea arabica D 100 Mio.
Epiphyse D 30
Lux lunae D 10.000
Melatonin D 30
Morpheusaktivität D 30
Passiflora D 200
Scheitelchakra D 30
Valeriana D 200
Zincum valerianicum D 30

Schmerz Komplex Z
Caladium D 100 Mio.
Hypericum D 200
Kalium carbonicum D 200
Magnesium carbonicum D 30
Palladium D 100 Mio.
Rechtsdrehung D 1000
Rhus toxicodendron D 100 Mio.
Rücken Standard Z
Schmerzminderung D 30
Schutz Komplex Z
Thalamus D 30

Schul Komplex Z
Konzentrations Komplex Z
Lern Komplex Z
Lycopodium D 1000
Lernfreude D 30
optimale Lehrer - Schüler - Kommunikation D 30

Schulzeit - Pubertät Komplex Z
Argentum nitricum D 1000
Gelsemium D 1000
Konzentrations Komplex Z
Lern Komplex Z
Lernfreude D 30
Lycopodium D 1000
optimale Lehrer - Schüler Kommunikation D 30
Pubertät D 30
Schulzeit D 30

Schulter Komplex Z
Calcium silicatum D 100.000
Cuprum metallicum D 1000
Ferrum metallicum D 1000
Ferrum phosphoricum D 30
Gelenk Standard Z
Halschakra D 30
Muskel Komplex Z

Schutz Komplex Z
Anacardium D 30
Aurainterferenz D 100 Mio.
Carduus marianus D unendlich
Dumortierit D 100 Mio.
Fremdenergie D unendlich
goldenes Ei D 30
Lachesis D 300.000
Phosphor D 1000
Schattenjägertum D 30
Schwarzmagiertum D 30
Türkis D 1000
Vernix caseosa D 30
Voodoo Auflösungstechnik D 30

Schwerhörigkeits Komplex Z
Halschakra D 30
Scheitelchakra D 30
Schwerhörigkeit D 30
Stirnchakra D 30

Schwindel Komplex Z
Atlas Komplex Z
Cerebellum D 30
Cocculus D 30
Labyrinthus D 30

Se - Sk

Selbstfürsorge Komplex Z
Selbstanerkennung D 30
Selbstfürsorge D 30
Selbstliebe D 30

Selbstsicherheits Komplex Z
Freiheit und Würde D 30
körperliche Unversehrtheit D 30
Mitgefühl und Weisheit D 30
Selbstbestimmung D 30
Selbstsicherheit D 30
Souveränität D 30

Selbstwert Komplex Z
Anacardium D 30
Barium carbonicum D 1000
Selbstakzeptanz D 30
Selbstfürsorge D 30
Selbstliebe D 30
Silicea D 1000

Skoliose Komplex Z
Atlas Komplex Z
Beinlängendifferenz D 30
Hirnhautverziehung D 30

Sp - St

Spikeschutz Komplex Z
Beendigung der Spikeproduktion D 30
C - Impf Komplex
CDL D 1000
Entzündungs Komplex Z
Kapillaren D 30
Methylenblau D 30
Retinol D 30
Shedding D 30
Spiekeausleitung D 30
Spikeauflösung D 30
Spikeproteine D 30
Streptokinase D 30
Urokinase D 30

Sprachlosigkeits Komplex Z
Indikation Sprachstörungen:
Causticum D 100.000
Ignatia D 1000
Lachesis D 300.000
Regulation des Nervensystems D 30
Trauma Komplex Z

Stoffwechsel Komplex Z
Indikation zur Cholesterinsenkung:
Artischocke D 30
Gelee royale D 200
Gundelrebe D 100.000
Leber Komplex Z
Okoubaka D 30, D 1000
optimaler Cholesterinspiegel D 30
optimale körperliche Aktivität D 30
optimaler Zuckerstoffwechsel D 30
roter chinesischer Reis D 30

Stra - Stre

Strahlenschutz Komplex Z
Chemtrail D 30, D 100.000
Dumortierit D 100 Mio.
Elektrosmog D 30
geophysikalische Störung D 100.000
Ginkgo D 100 Mio.
künstliches Blaulicht D 30
LED Strahlung D 30
Lichtpyramide D unendlich
Neutralisierung geophysikalischer Störung D 100.000
Radium bromatum D 16
Rechtsdrehung D unendlich
Rosenquarz D 100 Mio.
Türkis D 1000
Turmalin schwarz D 100 Mio.
Umwandlung in heilende Frequenzen D 30
Uranium nitricum D 30
WLAN D 30
5G Strahlung D 30

Stress Komplex Z
alle Meridiane D 30
Cortison D 30
Merkur Pl D 30
Nebenniere D 30
Nux vomica D 30
Sonnengeflecht D 30
vegetatives Nervensystem D 30

Suc - Sud

Sucht Komplex Z
Abhängigkeit D 30
Anhaftung D 30
Corpus callosum D 30
Dumortierit D 1000
Liebesbedürfnis D 30
liebevolle Nahrungsaufnahme D 30
liebevoller Blickkontakt D 30
Medulla ossis D 30
Merkur Pl D 30
Opium C 1000
orale Befriedigung D 30
Oxytocin D unendlich
Phase der Konditionierung D 30
taktile Befriedigung D 30
taktile Liebkosung D 30
unwiderstehliche Gier D 30
Vakuum Komplex Z
Willkommensgruß D 30
Zeugung D 100 Mio.

Sudeck Komplex Z
optimaler Sauerstofftransport D 30
Regenerations Komplex Z
Regeneration aller peripheren Nervenfasern D 30
Schmerz Komplex Z
vegetatives Gleichgewicht D 30

Süßigkeitsverlangen Komplex Z
Anis D 30
Ausgleich 3 Körpersäfte D 30
Ausgleich 5 Körperelemente D 30
Biberbellwurzel D 30
Fenchel D 30
Gleichgewicht durch richtiges
Ein- und Ausatmen D 30
Glückseligkeit D unendlich
Harmonisierung D 100 Mio.
Kümmel D 30
Schafgarbe D 30
Selbstwert Komplex Z
Toleranz Komplex Z
Wacholder D 30
Wermut D 30

Tagesform Komplex Z
für einen guten Arbeitstag:
Begegnung auf Augenhöhe D 30
Schutz Komplex Z
wunderbarer Arbeitstag D 30
wunderbare Arbeitsstelle D 30

Tinnitus Komplex Z
Acidum phosphoricum D unendlich
Cochlea D 30
Fremdenergie D unendlich
Halschakra D 30
Hörbahn D 30
Hörrinde D 30
HWK 3 D 30
Ich will best. Dinge nicht hören D 30
Mittelohr D 30

Fortsetzung:
Tinnitus Komplex Z
Rechtsdrehung D 1000
Scheitelchakra D 30
Schutz Komplex Z
Stirnchakra D 30
Stress Komplex Z
Tinnitus D 30
Tinnitus Injektion mit U.R. D 30
Überforderung D 30
Überschreitung von Grenzen D 30

Toleranz Komplex Z
Friedens Komplex Z
Harmonie Komplex Z
tolerante Haltung D 100 Mio.
Zuversichts Komplex Z

Trauer Komplex Z
alle Meridiane D 30
Caladium D 100 Mio.
Calcium carbonicum D 1000
Hypericum D 200
Ignatia D 1000
Natrium chloratum D 100 Mio.
Palladium D 100 Mio.
Sonnengeflecht D 30
Staphisagria D 1000

Trauma Komplex Z
EMDR D 1000
limbisches System D 30
Mandelkern D 30
Opium C 1000
Türkis D 100 Mio.

Tra -Tu

Travel Komplex Z
Arsenicum album D 100 Mio.
Cocculus D 30
Druckausgleich D 30
Freude und Gelassenheit D unendlich
Gelsemium D 30
Hormonausgleich D 30
Jetlag D 30
Loslassen D 30
OPC D 1000
Schilddrüse D 30
Strahlenschutz Komplex Z
Stressabbau D 30
Tabacum D 30
Zur rechten Zeit am rechten Ort D 30

Tumor Komplex Z
Antiangiogenese Faktor D 30
Chemotherapie D 30
Granat D 1000, D 100 Mio.
Konfliktfeldauflösung D 30
Lapislazuli D 100 Mio.
Radium bromatum D 16
RNS D 30
Türkis D 100 Mio.
Viscum album D 100 Mio.

Turbo HOM KIN Komplex Z
beklagte Symptome D 30
Beseitigung aller therapeutischen Hindernisse D 30
bewährte Indikation D 30
Rechtsdrehung D 1000

Üb - Uni

Übergewichts Komplex Z
Gleichgewicht von Energieaufnahme und -abgabe D 200
optimale Entschlackung D 1000
optimaler Insulinspiegel D 30
optimale Verdauung D 200

Umschreibungs Komplex Z
Alle Ängste dürfen sich auflösen D 30
Alle Menschen lieben mich D 30
Alle schlechten Gedanken werden in gute umformuliert D 30
Ich führe ein sinnerfülltes Leben D 30
Ich mache alles richtig D 30
Ich werde nie mehr allein sein D 30
neue Kindheit D 30
Neukonditionierungs Komplex Z
Stramonium D 100 Mio.
Umschreibung D 30

Universal Komplex Z
Artemisia annua D 30
Caprylsäure D 30
Herzenssonne D unendlich
intergalaktische Rechtsdrehung D 100 Mio.
molekulare Rechtsdrehung D 100.000
Moringa D 30
Quanten Komplex Z
sibirische Zedernnuss D 30

Unt - Ur

Unterscheidungs Komplex Z
Aethusa D 1000
Cerebrum D 30
Kundalini Energie D 30
Scheitelchakra D 30
Shedding Energie D 30

Uro Komplex Z
alle Meridiane D 30
Blasenkontrollzentrum D 30
C3, C4 Komplement D 30
Causticum D 1000
Chimafila umbellata D 30
Harnröhre D 30
Harnröhrenenge D 30
Merkur Pl D 30
optimale Blasenfunktion D 30
Pareira brava D 30
Populus tremuloides D 30
Prostata D 30
Pulsatilla D 1000
Sabal serrulatum D 30
Sakralchakra D 30
Schließmuskel D 30
Solidago D 1000
Tamsulosin D 1000
Vesica urinaria D 30

Urvertrauen Komplex Z
hinderliche Glaubenssätze D 1000
Horoskopverschiebung D 30
Rechtsdrehung D 1000
Trauma Komplex Z
Urvertrauen D unendlich
Zeugung D 100 Mio.

Va - Verd

Vagus Komplex Z
Herzenssonne D unendlich
Nervus vagus D 30
Nux vomica D 30
Sonnengeflecht D 30

Vakuum Komplex Z
fehlendes Hungergefühl D 30
Gleichgewicht von Yin und Yang D 30
optimaler Insulinspiegel D 30
Zufriedenheit D 30

Venen Komplex Z
Aesculus D 30
Buchweizen D 30
Crotalus horridus D 6, D 12, D 30
Spitzwegerich D 30
Vena saphena magna D 30
Venenklappe D 30

Verdauungs Komplex Z
Disaccharidase D 30
Gallenfluss D 30
Gluteocym D 30
Lactase D 30
Lapacho D 1000
Leber D 30
Magen D 30
Mikrovilli D 30
optimale Darmpermeabilität D 30
optimale Nahrungsaufspaltung D 30
optimaler Säure - Basenausgleich D 30
optimale Verdauung D 30
Rückresorption D 30

Vergebungs Komplex Z
kosmischer Energieausgleich D 30
Vergebung D 30

Verletzungs Komplex Z
Arnica D 30
Bellis perennis D 30
Griff in die Aura D 30
Hypericum D 200
Ruta D 30
Sericum coconum D 30
Symphytum D 12

Verträglichkeits Komplex Z
Arsenicum album D 100 Mio.
Nux vomica D 30
Umwandlung von Unverträglichkeit in Verträglichkeit D 30

Vitamin Komplex Z
Algen D 30
Aminosäuren D 30
Ballaststoffe D 30
Gesundheitskreislauf D 30
Gewürze D 30
Kräuter D 30
Lactobacillus D 30
Lichteinheiten D 30
Mineralstoffe D 30
Vitamin D Komplex Z
Vitamine D 30

Vitamin D Komplex Z
Cholecalciferol D 30
Cutis D 30
Lux solis D 1000

Vitiligo Komplex Z
Stammzellen für melaninhaltige Zellen D 30
Vitiligo D 30

Vorbereitungs Komplex Z
Ahnenerlösung D 30
Auflösung aller Hindernisse D 30
Familienaufstellung D 1000
Herzenssonne D unendlich

Weltgesundheits Komplex Z
gesunde Verhaltensweisen D 30
gesundheitsorientierte Medizin D 30
konstruktive Geisteshaltung D 30
Verzicht auf Gewaltanwendung D 30

Wetter Komplex Z
Gesundheits Komplex Z
Temperaturschwankungen D 30
Verträglichkeit von Wetterschwankungen D 30
Wind D 30

Zahnschmerz Komplex Z
Kiefer Gelenk D 30
Kiefer Komplex Z
Polio Nosode D 30
Zahnschmerz D 30

Ze - Zu

Zecken Komplex Z
Allergie Komplex Z
Borrelien D 30
Cutis D 30
geröstetes Zeckenpulver D 30
Ledum D 1000
Stech- und Beißverbot D 30
Übertragungsunfähigkeit für
Zeckenabwehr D 30

Zeitmanagement Komplex Z
einfache Erledigung D 30
gutes Zeitmanagement D 30
Nux vomica D 30
Priorisierung D 30
Prokrastination D 30
Pulsatilla D 100 Mio.
Verzicht auf Ablenkbarkeit D 30
Zeitdehnung D 30
Zur rechten Zeit am rechten Ort D 30

Zuversichts Komplex Z
Alles ist möglich D 100 Mio.
Erlösung alter Glaubenssätze D 30
Herzenssonne D unendlich
Klarheit D unendlich
Licht Umwandlungs Komplex Z
Mut und Vertrauen D unendlich
positive Kraft D 100 Mio.
Schutz Komplex Z
Vertrauen auf Wunder D 100 Mio.
Zuversicht D unendlich

Drehmittel

Drehmittel:
molekulare Rechtsdrehung D 100.000
Rechtsdrehung D 1000, D unendlich
Wechseldrehung D 1000

Testungen in Weidenau 17.10. 2021:

Ivermectin D 30
heilt Corona - Infektionen, Krebserkrankungen und alle Viruserkrankungen.

Kundalini Energie D 30
nimmt die Blockade oberhalb des Scheitelchakras nach der Impfung wieder weg.